ＰＴＳＤ――ポスト・トラウマティック・カウンセリング

久留一郎

駿河台出版社

目次

第一章

「トラウマ」とは

第一節　「トラウマ（心の傷）」とは

一般的に「外傷」とは個人に加えられた外的な力によって生じた、その人にとって、有害な身体的障害をさします。またこれになぞらえて心の領域にも広くこの外傷という概念を導入し、「心的外傷（トラウマ）」という用語が用いられるようになりました(61)。すなわち、心的外傷（トラウマ）とは、事件・事故・災害などを体験した際の、重い心の傷のことをさします。つまり、個人に、自我が対応できないほどの強い刺激的あるいは打撃的な体験が加えられることをいいます。驚愕反応のように客観的現実の出来事が原因になることもありますが、むしろ、トラウマという際には、心的現実といわれる、「個人の主観的体験」が一層重要になります。このトラウマの概念は、フロイトの神経症に関する初期の研究の中で提唱されたもので、恐怖、不安、恥、あるいは身体的苦痛などの情動反応を起こす刺激として論じられました。これらの刺激は「意識的世界」ではとても受け入れにくいため、「無意識的世界」に抑圧されてコンプレックスを形成するのです。すなわち、人はトラウマ体験によって、新しい外傷に対して、より傷つきやすくなるのです(98)。

フロイトは、「外傷性神経症」を論じた小論の中で、その原因は外的な力によって受けた外傷、すなわち身体的外傷ではなく、そのときに引き起こされた激しい驚愕の感情、すなわち心的外傷であると述べています。したがって、トラウマとは、個人に訪れた急激な生活体験の変動、または異常な生活体験によってひき起こされ、個人の心的活動にとって異常をきたす感情体験をいうのです。時として、トラウマの原因となる体験（トラウマ体験）そのものをさしてトラウマとよぶこともあります[61]。

アメリカ精神医学会[3]によると、トラウマとなる出来事は、「危うく死ぬ、または重傷を負うような出来事、あるいは、自分または他人の身体の保全に迫る危険を、体験したり目撃したり直面すること」と定義されています。ＷＨＯの国際疾病分類（ＩＣＤ—10[126]）にも、ほぼ同様の定義が述べられています。いずれも、「このような体験を受けたならば、誰もが大きな苦痛、それも死の恐怖を感じる」といわれています。

しかし実際には、人によって、何に対して特に苦痛を感じるのか、何に恐怖するのかには個人差があります。それはその人がどのような状況のもとでそれを体験し、なおかつその体験をどのように意味づけたか、そしてその人のおかれた社会的、経済的状況、あるいはその人のパーソナリティや価値観などによって変わってきます。したがって、トラウマとは、それ以降、その人の生活に影響を与えつづけている体験その

ものであると言えましょう。(55)

　このようなトラウマを体験した後には、おおよそ三種類の心理的状態がみられます。「驚愕反応」「既存の精神疾患の増悪」、そして「（心的）外傷後ストレス障害（PTSD～Post-traumatic Stress Disorder）」です。これらは、誰にでも起こり得ることであり、人間にとって「自然な（正常な）反応」であるといわれます。しかし、「PTSD」の場合、主訴と症状の隔たりや、トラウマ体験後の発症が遅れるため、その診断（みたて）は非常に困難になります。しかも、適切な治療やケアがなされなければ、慢性化や重篤化の危険性が十分に予測されます。

　現在、阪神・淡路大震災を機に、地下鉄サリン事件、和歌山・毒物カレー事件、大阪・小学校殺傷事件、ニューヨーク・多発テロ事件などPTSDの大量発生に多くの人々の関心が集中しています。しかし、日常生活の中での「人的災害（事件、事故、極度のいじめ、虐待、性被害など）」によるPTSDも重視しなければなりません。さらに自然災害だけでなく、身内や身近に発生する、日常的状況での臨床活動は一層大切になります。

　また、PTSDという呼び名に対する批判（安易な「PTSD論」など）も見られますが、仮にこの呼び名が存在しない場合、法廷闘争（保険、労災認定など）において、被災者、被害者にとっては、出来事と症状との因果関係の説明などで不利な結果を招く危険性があり、人権的観点から診断名の特定が不可欠となることがあります。かかわる側の「きづき」として、PTSDという診断的概念、症状の理解、援助的接近のありように関して共通理解をしておく必要があります。[42]

PTSDの原因となる出来事として、これまで、さまざまな自然災害、戦争、テロリズム、事故、暴力犯罪、性暴力、虐待などが報告されてきました。グリーンは、これらの出来事がトラウマのストレッサーとなる一般的な要因として、①生命や身体的安全への脅威、②重度の身体受傷、③他者の故意による身体受傷、④グロテスクな光景を目の当たりにすること、⑤家族など近しい者への暴力を見たり聞いたりすること、⑥毒性物質にさらされたことを知ること、⑦他人の死やケガを引き起こしてしまったこと、などをあげています。[30]

原因となる外傷的出来事の性質として、先ほど述べたDSM―Ⅳ[3]では、DSM―Ⅲ―R[2]の「人が通常体験する範囲を超えた出来事」という規定を取り下げましたが、客観的にみて「実際にまたは危うく死ぬ、ないし重症を負うような、あるいは自分または他人の身体的保全が脅かされるような」出来事であることと同時に、主観的にも「強い恐怖、無力感と戦慄を伴った」出来事であることを基準として明記しています。[4]

一方、トラウマ自体の内容だけでなく、さまざまな因子がトラウマに対する反応を多様にします。それらの因子としてマーマーらは、トラウマ体験のいろいろな状況、幼少期の発達過程での潜在的トラウマの再現、トラウマが生じた時点の個人的発達段階、トラウマ体験時とそれ以降の家族やコミュニティからの支援環境などをあげています。[80]

トラウマを理解するてがかりには、「体験距離」と「体験強度」という概念があります。つまり人間は、強烈で、それから逃避したいような体験（つまり「体験強度」の大きい体験）から常に距離をとりながら生きていると言えます。その距離（「体験距離」）を保つことは、自我の重要な機能の一つと考えられます。したがって、通常の場合には、「体験距離」と「体験強度」の間には、互いに反比例の関係があることがわかります。ところが何らかの原因で、その「体験距離」が十分にとれず、「体験強度」が大きく、強烈な体験を至近距離で体験してしまった場合、精神を圧倒するような外傷となってしまうことがあるのです。また、実際に自分自身が死に瀕していなくても、死という体験を至近距離で体験することによって、二次的災害の犠牲者となってしまうとのべています。[99]

ホロヴィッツ[52]の理論は、トラウマティック・ストレスに対する心理的反応モデルとしてＰＴＳＤの症候論に多大な影響を与えました。その理論によれば、トラウマに関連した思考、イメージ、感情などの情報処理に関する認知システム上の主な要素は、「完成指向性」という概念で説明されています。これは、古い情報によって成り立っている内的構造に、新しい情報を取り込み、双方が適合するまでお互いを作り変える心理的な必要性のことをいいます。この「完成指向性」によって、精神はそのときどきの現実に適応していくことができるのです。

彼によると、トラウマ体験に引き続いて、最初に衝撃反応が出現するといいます。つづいて情報過剰が起きるのです。つまりトラウマの思考、記憶、イメージなどをその時点の意味構造に調和させることができずに圧倒されたままになってしまうのです。その結果、いくつかの心理的防衛機制が作動し、トラウマの情報を無意識化かつ個別化しようとするはたらきが起きてくるのです。これが「感情の麻痺」と「否認」の時期に相当します。しかし個人が新しい情報を既存の心的構造に融合させようとすると、「完成指向性」はこのような防衛を打ち破り、トラウマに関連した情報を活性記憶として、つまりフラッシュバック（よみがえり現象）(45)や悪夢のような形で意識に侵入させてきます。このように「完成指向性」と心的防衛機制は緊張関係にあり、そのことにより、侵入期と麻痺・回避期との間を二相性に揺れることになります。そして徐々にトラウマの内容を内的に統合していきます。このような過程に失敗するとトラウマの情報は部分的にしか処理されず、完全には同化されることのない活性記憶として存続し、慢性化したPTSDの状態が起きてしまうことになると主張しております。(5)

フォアらはPTSDの情報処理過程に関する理論として、長期記憶における恐怖構造の概念を提示しました。そもそも恐怖構造とは、トラウマとなる出来事に関する刺激情報、出来事に対する認知・行動・生理反応の情報、そしてこれらの刺激と反応の要素を関連づける情報です。きっかけとなる刺激（思い出させるもの）によってトラウマに関連した恐怖構造が活性化すると、構造内の情報が意識化されます（PTSDの再体験症状）。このような恐怖構造の活性化を回避し、抑える試みこそがPTSDの回避症状といえるでしょう。心的外傷の解決に向かうためには、恐怖構造の情報を現存する記憶構造に統合しなければなりません。そして統合をはかるためには、いったん恐怖構造を活性化し変形させ、次に記憶構造全体を改変する過程が必要になるというのです。(24)

第二節 歴史的変遷～PTSD概念の変遷とその意義

紀元前八世紀に成立したとされるホメロスのイリアスには、いろいろな戦闘が描かれています。なかでも、自分の武具を借りて出陣した親友パトロクロスが、トロイア軍の大将ヘクトルによって斬殺されたのを知ったアキレウスの反応は注目に値します。悲嘆と怒り、自責の念と復讐心、長い喪と絶食などは、今日でいう重度のストレス反応といえるでしょう。

また、一八六六年に、恐怖小説の名短編「信号手」を書いたチャールズ・ディケンズは、その前年、多数の死傷者を出した列車事故に遭遇しています。彼自身は無傷だったのですが、その後も汽車恐怖は続き、客車が揺れるたびに蒼白になり、脂汗をたらしていたといいます。五年後の彼の死は、列車事故と同じ六月九日だというのも単なる偶然とは言えない気がします(89)。

これまでのトラウマに関する研究は、時代によって盛衰があり、熱心な探究と忘却が繰り返されてきました。一時代を画したものとしては、一九世紀末のサルペトリエール学派によるヒステリー研究と、第一次、第二次世界大戦後の戦争神経症研究があります。その間にもいろいろな災害による後遺症が問題とされてきました。そして現在、DSM—Ⅲ[1]以降のPTSD研究の時代を迎えていると言えましょう。それぞれの時代には、それぞれの時代精神や出来事の影響が反映しています。いわゆるかつての外傷神経症をめぐっては、器質因によるか、心因によるか、真の病気か、偽りの病気か、といった二元論的論争が行われてきました[4]。

PTSDは、一九八〇年にアメリカ精神医学会[1]がその診断と統計の手引きで提唱した概念です。しかし、衝撃的な出来事によって生じるストレス反応の病態像そのものは、古くから記載され、物語や逸話、個人的体験の記録を眺めても、枚挙にいとまがないほどです。それにもかかわらず、PTSDの概念に対する紆余曲折は、他のどの疾患よりも複雑です。今日、その状態像と概念を検討するためには、歴史的展望が不可欠なのは言うまでもありません。PTSDは、社会的には道徳や補償とのつながりで論議され、心理学的には精神分析学に格好の材料を提供し、生物学的には器質病変の有無が問われ続けてきたといえます[90]。

ところで、PTSD概念の起源はたいへん古く、すでに、紀元前五世紀のマラトンの戦いを記述したヘロドトスの著作の中にPTSD類似の事例がみられるといいます。臨床上は、クリミア戦争、アメリカ市民戦争、第一次世界大戦、第二次世界大戦など、戦争時の経験から、一つの疾患として捉えられるようになりました。当初、連合国の医師たちは、凄じい砲火の影響による脳損傷として、「砲弾ショック」と呼んでいました。その後次第に、心理的なものであると考えられ、「戦争神経症」または「外傷性神経症」と呼ばれるようになりました。

学問的には、一九四一年、アメリカの〝ココナッツ・グラブ〟というナイトクラブでの大火災時にリンデンマン(76)のチームが、被災者、その家族、消防士らを対象に調査したことが契機になっています(74)。

以下に、欧米諸国とわが国のPTSD概念の変遷(88)を要約することにします。その多くは、PTSDの捉え方、特に災害補償と詐病の関係が中心になっています。

(1) 欧米におけるPTSD概念の変遷

・イギリスにおける論議の発端は、一九世紀半ばとされますが、一挙に関心が高まったのは、第一次世界大戦です。また、一八六七年の蒸気機関車による事故後の症状においては、鉄道脊髄症候群と命名され、不安、記憶障害、集中力困難、焦燥感、睡眠障害、驚愕反応、悪夢などのほか、頭痛、めまい、耳鳴り、動悸といった身体症状がみられました。このときは、脊髄に器質的な変化が生じたのが原因だと考えられていました。しかしその後、心理療法の効果や補償処理とは無関係に症状が持続する点や、加齢とともに予後は悪くなる点が述べられ、一九八〇年代になり、ようやく、災害・補償神経症の考え方は払拭されました。

・アメリカでは、南北戦争後の兵士の症状が注目を集めました。動悸が主症状で、胸痛、頻脈、息切れ、頭痛、悪夢、睡眠障害、めまいなどの症状がみられました。このときは、心臓の機能的な障害としてとらえられていました。その後、メニンガー・クリニックにおいて、過去二五年間に扱った事故後の精神症状に、ＰＴＳＤが最も多かったという事実があげられ、ＰＴＳＤの重要性とＰＴＳＤが稀な疾患ではないことが示されました。さらに多くの症例研究では、症状と補償要求とは無関係であることが証明されています。また、個人的なトラウマとともに、住民が共同体を失ったという精神的打撃も大きいことが明らかになり、「コレクティヴ・トラウマ」という概念が提唱されました。

・ドイツにおいてオッペンハイムは、易刺激性や心気傾向の他に、知覚過敏、頭痛、腱反射亢進、頻脈、口渇などの症状も重視し、その基盤に神経系統の器質的障害があると主張しました。これに対しては、神経衰弱や心気症、詐病だとする非難の意見が続出したといいます。その後、心因論に傾き、いわゆる外傷性神経症の本態は、生来のヒステリーの事故による増悪か、年金欲求か、訴訟魔か、詐病のいずれかであり、一種の社会病とみなされるようになりました。しかし、その後一九七〇年代には一転し、「補償にあたっては、病前の負因ではなく、災害後の状態像を評価すべきである」と説かれました。一九八〇年代半ばになり、保険査定や鑑定に際しては、総合判断をすべきであると主張されるようになりました。

・フランスでは、一八八八年にシャルコーが、列車事故にあった五六歳の男性の症例を紹介しています。身体的な外傷が軽いので四日後に退院し、二〇日間自宅療養したあと、職場復帰してから症状がみられたという例です。彼は汽笛に脅え、車の音で身がすくみ、歩道も一人で歩けませんでした。記憶力も減退し、気分が不安定で悪夢に悩み、性欲も低下したといいます。ただ、このときは、大脳皮質の器質病変とみなされていました。その後、二〇世紀に入り、第一次世界大戦を契機としてＰＴＳＤの症例報告が急増し、治療において、心理療法が有効だといわれるようになりました。

フロイトは、一九一七年の講義の中で外傷性神経症の中核症状として、侵襲的な想念、過敏性、再体験を挙げています。[25] これは現在でも通用する症状ですが、その要因は、患者の側の病前性格や葛藤などの内的問題であるとしています。

一方、フィレンツは、第一次大戦の従軍医師としてかかわった二〇〇例におよぶ戦争神経症の例をもとに、フロイトとは対照的に、患者は実際に自分が体験した現実の恐怖をその後も生き続けていると考えました。[23]

また、ジャネは、情動を心理状態の中心とみなし、最初に生じた激しい情動のなかに心的障害が一定の形をとって固定されると、この障害は類似の情動とともに惹起されると考えました。そして心理状態が激越なトラウマ体験に耐えられなくなると、意識と行為が分断されてしまう解離症状が生じることも指摘しています。[57] ジャネが提唱した外傷後のストレス状態の治療法段階では、まず休養と規則正しい生活を行い、良好な治療関係をつくり、周辺の症状を減少させるというものです。第二段階ではトラウマ体験の変容をめざし、つまびらかにした辛い思い出を快いイメージで中和し、受容できる新たなイメージをつくりだすのです。そして第三段階は人格再構成と社会的リハビリテーションをするとなっていくといいます。[57]

トラウマ体験後の病態像は第二次世界大戦後も研究が続けられましたが、その対象となったのは戦争体験者であり、もう一つが工場災害や交通事故の被害者でした。日本で苛酷な捕虜生活を送った復員兵、ユダヤ人収容所の生存者、そして激烈な戦闘体験者のなかには、一〇年後、二〇年後も症状に苦悩している人々がいることが確認されています。自責の念、ひきこもり、抑うつ、不安・緊張、集中力困難、悪夢と驚愕反応、不眠、猜疑心と敵意、衝動行為、頭痛、動悸などが、おしなべてみられました。しかもこれらは、衛生兵や死体処理班員などの非戦闘員にもみられたといいます。また一方で、歳月は症状改善の要素として働くのではなく、自然治癒も起こりにくく、加齢とともに社会適応能力が低下していくという事実も確認されました。さらに、末期には爆発的、攻撃的な人格障害、あるいは依存的、幼児的な退行を示す人格変化に至る例も報告されました。しかしこれらは独立した一大疾患として把握されることはなく、米国でも一九五〇年代は重度ストレス反応、一九六〇年代は不適応反応という診断名でしか記載されませんでした(90)。

一九七〇年代になり、ようやく、ベトナム戦争の復員兵たちの研究が大きな契機となり、性(レイプ)被害女性の精神医学的調査、鉱滓ダムの決壊で住民に一二五名の死者を出した事故後の裁判なども、研究が進むうえで大変貢献しました。特にこのダム事故の生存者には子どもも多数含まれており、小児に対する障害にも眼が向けられました。このような研究の積み重ねが一九八〇年の診断マニュアルにおけるPTSD[1]という概念に結実したといえるでしょう。[87]

(2) わが国におけるPTSD概念の変遷

わが国での研究は、二〇世紀に始まっています。工場災害、暴力、頭部外傷がきっかけとなった症例報告や、その症状を驚愕反応とみなす見解が出ました。一九六〇年代、太田は、誤解を生みやすい「外傷性神経症」という概念を廃止すべきであり、賠償要求と無関係であることを明言しました。[105]一九七〇年、畑下は、人間存在の基盤が崩れて、人間的に傷つくのが「被災体験」であり、個々により症状の多様性がみられることを強調しました。[33]しかし、一九八〇年代以降になると、研究はなぜか激減しています。

このように、わが国においては、PTSDという臨床的単位が数年前までは一般化していませんでした。[36・37・38・39・40]そのため実際は、その時代的背景により、よく知られた既存の「神経症的概念（戦争神経症、外傷性神経症、災害神経症、補償神経症など）」として、治療的アプローチや援助がなされていたものと推測されます。[44]PTSDを神経症の概念としてとらえた場合、そのアプローチは、原因の追及と分析が強調されがちとなり、症状が悪化するという危険性があります。ＰＴＳＤという概念が一般化されなかった背景には、一九九二年に至るまで、ＷＨＯの診断基準ＩＣＤ―10[126]に、ＰＴＳＤの概念が記載されていなかったという経緯があったことも大きな理由といえます。

正確な診断が、適切な治療や援助につながることを考えると、早急に、かつ慎重に、この診断名（ＰＴＳＤ）が臨床医学や臨床心理学、保健学や看護学などの分野において定着化し、治療や援助の方法を確立することが、希求されています[42]。

同時にＰＴＳＤの〝一人歩き（ＰＴＳＤが一つのブームとなり、その用語が安易に使用されてしまうこと）〟は、真の理解が得られていない証拠です。ＰＴＳＤを真に理解し得たとき、適確な支援のありようや概念の用いられ方がなされるものと思われます。

第二章

現代の「トラウマ」

一つの衝撃的な出来事が心に傷を与え、その一瞬がその人の心の中で停止してしまったとき、そこから反復強迫の状況が生まれてきます。フロイトの時代、それは第一次世界大戦を戦った兵士に共通してみられた症状でした。それから八十年あまりが経ち、われわれの時代は科学の進歩により、第一次世界大戦時にはなかった様々な恐怖の道具をもっています。ユダヤ人「ホロコースト」を可能とした組織的大量殺人システム、想像を超えた破壊エネルギーを持つ原子爆弾、目に見えぬがゆえに体にまといつく不気味さを覚える三つの現代科学兵器～毒ガス、細菌兵器、そして核兵器。(112)

この数十年の間にわれわれがもつにいたった恐怖の種類は、そのどれをとっても、一対一で殺し合っていた恐怖をもとにしたのでは計り知れない不気味さがあります。われわれは現実にその中の一つに遭遇したときの恐怖を想像することさえできません。つまり、自分が巻き込まれるかもしれない恐怖の出来事にたいして、われわれは、それを理解し、認識するための「枠組み」をもっていないのです。近代テクノロジーが巻き起こす現代の恐怖とは、「何か得体の知れないもの」です。現代のトラウマとは、カイ・エリクソンの言葉を借りれば、そうした恐怖が「私たちの心の中に押し入ってきて、心の中で防御のために築いてあった壁をつきぬけて襲ってくる」体験なのです。(112)

二十一世紀に入っても、ＰＴＳＤの原因となる衝撃の出来事は、ますます増えています。例えば、原子力発電所の放射能漏れ、飛行機の墜落事故、新たなる殺人、ウィルスの蔓延など。科学技術の発達の速さゆえ、こうした事態は、一部の専門家を除いた者にとっては、日常レベルで得た知識の枠を超越した「得体の知れぬ出来事」になっています。それらは、歴史上起こりうるはずのないこと、歴史上不可能とされてきたことなのです。それなのに、歴史を紡ぐ談話は、「出来事」を伝え、それが実在していることを前提として引き継がれていきます。しかしそうすることにより衝撃を体験したPTSDの人間は、「思い出したくないつらい出来事」を語るという、きわめて困難な仕事を抱え込むことになるのです。彼らが証言者になることは、ほとんど不可能だと思われます(112)。

第一節　人的災害

(1)　いじめ

現代のいじめの中に、いじめられる者にとって、「生命の危機」さえ感じさせる強い脅威を抱かせるものがあることは事実です(53)。

子どもの頃に心の傷を受けた人は、傷を受けなかった人に比べると、その後の人生においていじめられることに対して敏感になり、PTSDを悪化させることもあるといわれます[20]。

また、いじめは一度のエピソードではなく、反復的、持続的に生じます。持続的で強い外傷は、いわゆる単回性の心的外傷とは異なり、複雑性PTSDを引き起こすことがあります。いじめは、成人の対人関係のなかに生じることもありますが、通常は児童期、思春期に生じます。児童虐待と同様に、身体的にも心理的にも発達途上にある子どもたちに起こるため、慢性の反復性の外傷によるトラウマ反応は単純なPTSD症状として現れず、人格の発達に絡んだ複雑な病態をあらわすことがあるのです[118]。

子どもが受ける心の傷としては、幼児期の虐待が代表的です。一方、高度経済大国、高学歴社会である現代は、学校生活が長く、かつ競争が激しいので、この学齢期に心の傷を受けるリスクは高くなります。核家族化、少子化の進んだ社会では、家庭の中で結ぶことのできる人間関係の層はうすく、多様性に乏しい上に、子どもどうしの体当たりのぶつかりあいから生まれる相手への思いやりや、どこで止めるべきかといった攻撃行動における基本的なルールを学ぶ機会が少なくなってきています。子どもたちが長い時間を過ごす学校で、心の傷を受ける可能性は十分考えられる事態と言えるでしょう。中でも、いじめの問題は、それを苦にして自殺者がでるほど深刻ですが、いじめに対する海外での取り組みに比べ、我が国での対応はまだまだ不十分といわざるをえません。子どもも親も、学校での人間関係に過敏になってしまい、自分だけがいじめられないようにと保身的、内向的になります。それは人間が卑屈になるだけでなく、いじめの輪を強化する結果にもなってしまいます。いじめがあったら、それを人間としての成長のよい契機となるように問題を解決していくことが望ましいのですが、そのためには、いじめによってどんな被害が起きてくるのかをきちんととらえておく必要があります[20]。

いじめにあっている子どもは、被害を誰にもうち明けずに一人で苦しむことが多いのですが、ＰＴＳＤでみられる症状がないかを注意して観察してみると、いじめの被害を発見しやすいように思われます。また、そうしたいじめによるＰＴＳＤは案外多いように思われます[20]。

いじめを受けていた学校を卒業した後もＰＴＳＤが出現することを考えると、学校生活における子どもたちの心の健康、成長をもっともっと真剣に考えなければならないでしょう[20]。

「いじめ」は学校を舞台に、教師や親の目の届かないところで行われることが多いのです。先にも述べましたように核家族化、少子化の現象が起こり、地域社会の交流も減少しています。人間関係が希薄化し、対人関係の未熟さを抱えたまま、思春期を迎える子どもが多くなりました。また、物質的豊かさや、家庭での過保護、過干渉、あるいは放任といった子どもに対する歪んだ養育態度の影響で、自己統制力の低下、正義感の弱体化、自己中心的傾向の増大という状況がみられるようになりました。

今、早急にしなければならないことは、被害者の早期救出であるといえるでしょう。集団による「いじめ」はほとんどが学校場面で生じており、それだけに教師への期待が大きいのです。以下に介入の要点を示します。

・見えにくい「いじめ」を早期に見抜く眼や感性を磨くこと。
・徹底していじめられている側の立場に立ち、考えます。いじめの被害感は主観的であるばかりでなく、その痛みは被害者の立場に立たないとみえてきません。一見、性格がおとなしかったり、能力が劣ったり、不潔だったり、ことばの少ない子もいて、教師からみても良い子でもかわいい子でもない場合があります。被害者にも問題があるという見方をしやすいのですが、これでは「いじめ」も被害者の痛みもみえてはきません。
・被害者が教師に相談すれば、密告したとして「いじめ」が加重されることがあります。取り調べ的、犯人追求的な対応では逆効果であるのは周知の通りです。教師が本気で被害者の気持ちを理解しようとする態度で臨まなければ、被害者は真実を語りません。

・いじめっ子、いじめられっ子の双方にかかわること。
いじめられっ子に対しては、最後まで見守ってもらえる、という安心感をもたせることが大切です。いじめっ子に対しては、単に悪者扱いするのではなく、問題を抱え、苦しんでいる子として援助をしてゆくことです。

・傍観者に対しては、傍観していることが「いじめ」に加担していることを伝えます。

・集団自体の観察と適切な介入が大切です。
もっとも基本的には、学級経営のあり方が重要になります。

・集団による「いじめ」は家庭外で発生しますが、親も早く、「いじめ」に気づかなければなりません。

・家庭の協力がなければ、「いじめ」の解消ははかれません。
親の悩みに共感したり不安な気持ちを受けとめ、親が主体的に、ゆたかに子どもとかかわっていけるよう、家庭と十分連携をとっていくことが大切です。

事例(41・43)

一六才、男児。生育歴など、特に問題なく、心身ともに健康。弟一人と両親の四人家族。家族的にも特に問題はみられませんでした。成績はかなり良好であり、クラスでもリーダーシップをとり、友人や教師からも信頼されていました。

彼は第一志望の高校へ入学し、希望に満ちていました。寮生活に入り、学校生活もこれからという矢先のことでした。突然、彼に不幸が襲いました。深夜の寮の部屋で、睡眠中の彼に、激しい暴行が始まったのです。極度のいじめ、精神的、身体的暴力が数ヵ月続きました。友人は見て見ぬふりをしました。先生は臭いものに蓋の態度でした。中学校時代までの楽しい学校生活が暗転してしまいました。その後、彼は嘔吐、睡眠障害、うつ状態、無気力の状態になり、諸治療機関に相談に行きましたが、「おまえが弱いからだ」と責められ、門前払いをうけるだけでした。

幸いに、ある精神科医師が「ＰＴＳＤ」を疑い、筆者の相談室を紹介し、来談に至りました。

本児の場合、トラウマ体験を表明することは、過度の緊張や不安、恐怖感を煽るので、両親も触れないようにしているとのことでした。初診時も緊張で冷や汗を一杯かいていました。まだ見ぬセラピストに対する不安な気持ちが強かったと言います。したがって、両親との面接により、原因（外傷時）やその後の事実確認を中心に聴取し、心理的背景を明確にするようにしました。また、両親へは、生活環境の中で〝ハッピー・イヴェント（心から楽しめる出来事）〟の体験を作るよう努めてもらいました。

同時並行して、本児に対しては、原因について直接触れることなく、本児自身の現状での心理的安定化を中心に、カウンセリングと自律訓練を実施しました。

・第一期：不登校状態が続くので少人数で自由に出席できる塾へ通うようにしましたが長続きせず、部屋に閉じこもることが多くなりました。苦痛をともなう夢をみたり、教室内における類似体験（再体験）に対する激しい心理的苦痛とパニックがみられました。また事件の顛末を語ることへの苦痛もともないました。過度の外傷追想の回避（外傷時に関するすべての物を捨てる）もみられました。また、対人関係をもつことを回避するようになり、それゆえますます、孤立感、孤独感がつのりました。過去肥大的で、未来に希望が全くもてなくなってしまいました。ささいな刺激に敏感に反応し癇癪をおこしやすく、些細なことで憂鬱感を持つようになりました。そんな彼ですから、集中力は減退し、混乱しやすくなりました。それは過度の警戒心があったからなのです。

・第二期：塾通いは順調でした。外傷を受けた学校の生徒を目にし、再体験した感じになりますが、数時間後には回復しました。外傷追想の回避はまだ持続しています。他者の視線はまだ気になりますが、中学校時代の同級生とのかかわりは持てるようになりました。次第に対人不安感情も軽減してきました。睡眠に対する恐怖感も軽減してきました。癇癪はほとんどなくなりました。易刺激性は若干、残存していました。時に憂鬱感が襲いパニックになり、集中困難になることがありました。

・第三期：本児の目標であった大検に合格しました。PTSDの症状は、ほとんど消失しました。時に落ち込みはありますが、全体として良い方向へ進んでいると言えるでしょう。また、過去へのとらわれも消失し、現状をありのままに受けとめることができるようになり、未来志向的に捉えられるようになりました。

来談に至るまで、本児は「PTSD」という診断をされることなく、両親以外の全ての人に対して「敵」対心、不信感を持っていました。しかし、治療者との出会いにより、初めて「PTSD」であることを告げられました。そのことが「味方」意識を強めていったように思われます。

(2) 児童虐待

人は人生初期に基本的信頼感を獲得し、それが長期に保たれると、人間性を豊かに発展させることができます。子どもは安全に保護され、十分な愛情を注がれる関係を、養育者をはじめ他者と形成しながら発達していくことが保証されなければなりません。(94)ところが、虐待を受けた子どもは発達過程において、次のような経験にさらされています。(94)

ア．人間への信頼感を裏切られる（誰も信じられなくなってしまう）
イ．情緒的かかわりの不足、あるいは欠如（愛情を奪われる）
ウ．その子の受けいれられる限度を超えた刺激にさらされる
エ．不安定な関係（他者との安定した関係を持てなくなる）
オ．暴力による解決、抑圧（言われのない攻撃を向けたり、逆に寡黙的になったりする）
カ．世代間の境界の欠落や親子の立場の逆転など必要な保護的構造の欠如（絶えず不遇な状況にさらされる）

このような環境下に置かれていた子どもは、以下のような精神発達上の問題を現しやすいようです。(94)

ア．自分を信じられない（自分は取り柄のない子だから虐められるのだろう）

イ．他者をも信じられない（自分を大切に思ってくれる人などいるはずはない）

ウ．養育者との波長の合った情緒体験の乏しい子どもは、自己抑制力が弱く、衝動のコントロールが拙い

エ．体験を自分から切り離しがちであり、体験の意味を受けとめて考える姿勢に乏しい

オ．相手と関係を結びたいと思っているのに、相手を怒らせるような行為にでる（この場合、心の底では、相手が怒ってもまだ関係があるからよいという無意識的願いが働いていることが多い）

カ．虐待をする親の中には、気分の変動が激しく、子どもを距離感なくかわいがるかと思うと、一転して激しく怒り、虐める人がいる。子どもは優しい親と怖い親を別の人のように認知したり、かわいがられる自分と怒られる自分とを一人の人としてとらえられず、人格の解離状態をきたすこともある

このように虐待という行為は、子どもの心にトラウマを生み、そのトラウマが癒えないかぎり、子どもは苦痛や痛みに満ちた人生を歩まなければならないのです。また、虐待する親もトラウマをかかえた存在の場合もあり、虐待という行為はトラウマのあ

らわれともいえるのです[95]。

実の親による実子への虐待という信じがたい事実へと、人々を初めて直面させたのは、ケンプら[66]による学際的な研究論文「被殴打児症候群」でした。この論文のタイトルにもみられるように、乳幼児虐待は、最初はもっぱら身体的虐待に注意が向けられていました。その後、より幅広い態様で存在することが認識されるようになり、虐待行動は、ア．身体的虐待、イ．情緒的虐待、ウ．放置、エ．性的虐待に類型化されるようになりました。最近の傾向としては、情緒的虐待に代わって、心理的虐待という用語の方が認知的、情緒的、さらには対人関係をも含みうるという理由で使われるようになってきています[119]。

一九七〇年代のアメリカにおいては、フェミニズム運動に支えられて、過去に性的なトラウマ体験を秘めた女性たちが、その長い沈黙を破り始めました。当時は、アメリカにおいても、性的虐待の中でも特に、近親姦（インセスト）の問題を扱うことは、近親姦（インセスト）それ自体と同じくらい、あるいはそれ以上に強いタブーが存在していました[119]。

一九八〇年には、被害者たちが示す症状の責めを本人たちの人格に帰するのではなくて、その生育史にあるトラウマ体験に注目するという考えから出てきたＰＴＳＤという診断名がＤＳＭ―Ⅲ[1]の中に初めて登場しました[119]。

性的虐待は、スティール（一九八七）によれば、家族関係の深刻に病んだ部分が顕在化してきたものであり、こうした虐待には多かれ少なかれ心理的な放置あるいは虐待が先行しています。そして、性的虐待にかかわる親あるいはその他の養育者は、ほとんどの場合、身体的に虐待したり放置する親やその他の養育者に酷似しており、時には、それに類似した行動に及ぶ可能性もあります。つまり、性的虐待者の生育史には、被虐待体験や被剥奪体験、あるいは非常に混乱した家庭生活などがあり、その結果として、自尊感情や自己同一性の感覚に深刻な問題をもっており、また社会的にも孤立しているというような特徴をもっているとのべています[119]。

性的虐待、とくに近親姦（インセスト）についての定義づけが、ゲリナスによってなされていますが、そこでは、二つの基準、つまり、性的接触と、大人と子どもの間の事前に存在する関係性が重要になってきます。この定義によれば、血縁関係、婚姻関係、養子縁組関係などによる近親者による性的活動は、近親姦（インセスト）と考えられます。母親の性的連れ合い、たとえば、事実上の配偶者のような人は、その関係が長く続いており、その男性が子どもの父親代理として機能してきたときにのみ、含まれることになります。こうした関係性を強調する考えによれば、そこで裏切られるのは、血縁ではなくて、関係性なので、被害者に与える影響の点では、加害者が実父であろうと父親代理であろうと違いはないことになります[119]。

性的虐待を受けた児童の初期の反応について、バージェス[9]は、成人の場合のＰＴＳＤと同種の症状が生じることを指摘しています。すなわち、侵入的な思考、フラッシュバック、生々しい記憶と報復の夢想、他人への反応の鈍化、過敏、激しい気分変容と叫び発作、他人への信頼の低下、引きこもり、不登校などが現れます。これらの変化は、子どもによって外傷体験が暴露されてから明瞭になることが多い[111]といわれています。

モスカレーロ[92]は性的虐待を受けた後のＰＴＳＤについて、被害者が、直ちにＰＴＳＤ状態に陥るだけでなく、永続する心的外傷後の心理的障害を残すものも少なくないといいます。それゆえＰＴＳＤの概念も性的暴行の概念も明確化され、定義される必要があります。

日本における、児童虐待防止制度研究会によると、性的虐待とは、「養育者による近親姦（インセスト）、または養育者による性的暴行など」となっており、「養育者」および「性的暴行」の内容があいまいです。また、これまで用いられてきた「相姦」という用語自体、当事者間の力の不均衡を考えるときには性的虐待の本質に反するものといえるでしょう。[119]

性的虐待、それは口外すれば、しばしば家族の崩壊をも引き起こしかねません。そのため沈黙することで、子どもはしばしば加害者や家族を守ろうとします。秘密を一人で抱くことは重く、被害を受けた子どもを孤立させ、人間不信をつのらせ、無力感を植え付けます。ひいては、性に対する混乱をもたらし、異性を信じ、受け入れて家族をつくることを困難にさせることがあります。[119]

心理的虐待の定義は、当初は非常にあいまいなものでしたが、最近は非常に具体的になってきています。現在の時点で広く受け入れられているのは、「子どもに、自分が無価値であること、欠点があること、愛されていないこと、危険にさらされていること、あるいは他者のニーズに応えることにおいてのみ価値ある存在であることを伝えるような、反復される養育者の行動パターンないしは極端な出来事」とされています。また、そうした心理的虐待には、ア．拒絶、イ．脅迫、ウ．孤立化、エ．搾取／堕落化、オ．情緒的応答拒否、カ．不当に精神衛生および医療上のケアないし教育を拒否するといった六つの形態があり、さらにそれぞれの形態の中に具体的にどのような行為が含まれるかも例示されています。日本の心理的虐待の定義は、子どもに「不安、怯え、うつ状態、凍りつくような無感動や無反応、強い攻撃性、習癖異常など、日常生活に支障をきたす精神症状が現れているものに限る」（児童虐待防止制度研究会、一九九三）とされていますが、虐待者の行為が具体的に記述されておらず、子どもの症状から心理的虐待行為の存在を推論しなければならないという困難さがあります。[119]

このように、児童虐待の定義は研究者や機関によって異なりますが、ここでは厚生労働省のものを挙げてみます。[91]

ア．身体的虐待（外傷の残る暴行、生命に危険のある暴行）
イ．保護の怠慢ないし拒否（遺棄、衣食住や清潔さについての健康状態を損なう放置）
ウ．性的虐待（養育者による近親姦、または養育者による性的暴行など）
エ．情緒的虐待（養育者の振るまいやことばによって、児童に不安、怯え、うつ状態、無表情、攻撃性、嗜好などの結果が生じているもの）

平成一二年に制定された「児童虐待の防止等に関する法律」では、児童虐待を次のように定義しています。[93]

「児童虐待」とは、保護者（親権を行う者、未成年後見人その他の者で、児童を現に監護するもの）がその監護する児童（一八歳に満たない者）に対し、次に揚げる行為をすることをいいます。

ア．児童の身体に外傷が生じ、または生じさせるおそれのある暴行を加えること
イ．児童にわいせつな行為をすることまたは、児童をしてわいせつな行為をさせること
ウ．児童の心身の正常な発達を妨げるような著しい減食または、長時間の放置その他の保護者としての監護を著しく怠ること
エ．児童に著しい心理的外傷を与える言動を行うこと

ここでは、暴行は外傷のあるなしにかかわらない、とされています。つまり、虐待の本質とは、本来子どもが絶対的信頼を寄せる対象の保護者から心を裏切られ、見捨てられることなのです。性的虐待や心理的虐待では身体的外傷は残りません。しかし、心には容易に癒し難い傷が残ります。自分を慈しんでくれるべきはずの人から、虐待されることで、自分は愛されるに足る価値のない人間なのだ、と強い自己不信感を抱

くのです。これは、第三者による犯罪被害や自然災害によるＰＴＳＤと、児童虐待による複雑性ＰＴＳＤの違いです。[93]

虐待は多かれ少なかれトラウマとなります。トラウマは記憶の中で癒されることなく残ってしまい、それへの反応を引き起こすことになります。その典型が、ＰＴＳＤです。子どもの場合、再体験とは、直接にあるいは象徴的に繰り返し再現される遊びとしてみられることが多いのです。その子の自我の機能がそれに耐えうる時には、カタルシスとしての治療的効果がありますが、そうでない時は、かえって危険なこともあります。例えばそのような遊びをしているうちに、異常に興奮したり、解離してきたり、いつまでも繰り返しその遊びを続け、遊びが進展しない時などは危険なサインとみるべきです。ですから本人の自我の状態と周囲のサポートとを計りながら、どこまでトラウマにふみ込むかを考える必要があります。精神活動の低下は、集中力の低下や感情の平坦化を招き、発達や学習上の遅れをきたす可能性があります。また、ファンタジーのなかに逃げ込んで、現実対応が低下することもあり、このような症状が長くつづくとうつ状態という形で認められるようになります。覚醒レベルの上昇は睡眠障害や興奮といった形で現れます。暗闇のジャングルに一人で置かれたときのように、常に周囲を警戒している状態がみられることもあります。このようなサインは外からも見えやすく、その子のトラウマの手懸かりともなるのです[103]。

虐待を受けた子どもにおいて、トラウマ体験は意識的に侵入してくる傾向があり、それは、フラッシュバック、苦痛な情緒を伴う再体験、繰り返す夜泣きや夜驚、白昼夢、理由のわからない不安や恐怖、強迫的な行動反復という形で経験されるといわれます。これらの特徴は、DSM—Ⅳ[3]のPTSD診断基準においては、侵入性／反復性の症状として記載されているものですが、一方で、こうした特徴は、心がトラウマ体験を自ら癒そうとする働きであるともいえます[95]。

以下に、虐待による子どものサイン（症状）について例を挙げてみましょう[102]。

〈身体的虐待〉

・生活を楽しむ能力の低下　・夜尿・遺尿　・激しいかんしゃく　・多動
・奇異な行動　・低い自己評価　・学校での学習問題　・引きこもり
・反抗　・過度の警戒心（凍り付いたような凝視）　・強迫的行動
・擬成熟行為（大人びた行動など）　・暴力（爆発的）

〈ネグレクト〉

・過度の愛情希求と他者と距離をおくことの繰り返し　・感情の極端な抑圧

・他者と共感する能力の低下　・暴力　・非行

・一般の知的能力の低下（認知的刺激の欠如による）　・多動　・頑固

・擬成熟

〈性的虐待〉

・恐怖あるいは不安　・抑うつ　・学校での適応困難　・怒りや憎悪

・不適切な性的行動　・家出や非行

・集中力の低下や空想にひたることの増加

・自己評価の低下（自分を汚いものと感じる）　・身体への過度の関心

・身体症状の訴えの増加

〈情緒的虐待〉

・自己評価の低下（愛されておらず、求められておらず、自分には価値がないという感情）　・自己破壊的行動（自傷など）　・抑うつ

・他者の顔色をうかがう　・激しい怒り、憎悪、攻撃性

・孤立しやすい（他者とかかわりを結べない）　・不安や恐怖

・多動や衝動性

PTSDという症状は、虐待によるトラウマを受けた子どもの状態をすべて網羅しているわけではありません。たとえば、虐待を受けた子どもは、親との間で体験した虐待的な人間関係を、あらたに出会う養育者との間で自ら繰り返してしまう傾向があるのです(96)。

また、虐待を受けた子どもは自分の感情をうまくコントロールすることができず、とりわけ怒りの感情を爆発させて攻撃的になることが多いとも言われています。こうした感情のコントロールをめぐる特徴も、PTSDの症状には含まれていません。これは、おそらくトラウマとなる刺激の質の違いに見いだされるものと思われます。PTSDの登場によって、戦争、災害、ホロコースト（大虐殺）、虐待、性被害（レイプ）などといったさまざまな体験が、トラウマとなる刺激として統一的に理解されるようになったのです(96)。

トラウマとなる刺激をどの発達段階（年齢段階）で経験したかによっても、その影響が違ってくる可能性があります。たとえば、人格や性格がある程度固まる成人期以降に地震などの災害にあい、生命の危機を経験した場合と、子どもの虐待の場合のように幼い時期に体験した場合とでは、その反応に違いが生まれてきてもおかしくはありません(96)。

どのようなタイプのトラウマ体験を人生のどの時期に経験したかによって、トラウマに対する反応はかなり違ってくると思われます。しかし、現在のPTSD概念は、成人後の戦闘に参加した帰還兵の症状をベースとして組み立てられたものであるため、そこで述べられた症状以外のトラウマ反応が存在する可能性は十分にあるといえるでしょう(96)。

人の行動様式は、まずは信頼する愛着対象の人との関係をもとに育まれ、会得されていくものです。したがって、保護してくれるはずの愛着の対象であるべき相手から虐待を受ける、という関係の中では、人との適切な距離の取り方や気持ちの表現方法を身につけることは難しくなります。自分がされたように振る舞う大人に育っていくのです。かくして、虐待の世代間伝承が生じます。虐待をする大人は、かつてはその人自身も虐待されてきた場合が多いのです。問題が問題をよび、虐待は悪循環の連鎖を生じさせるのです(93)。

(3) 性被害

① レイプ

力の弱い立場にある人は、被害を訴えることが困難なだけでなく、自分が被害者であることさえ認識できずに我慢しつづけることが少なくありません。性暴力は、長い間、アンダーグラウンド（表にあらわれない）の被害でした。なぜなら、性暴力の被害者は、社会の偏見や非難を恐れて告発することができなかったからです[54]。

一九七〇年代、アメリカでフェミニズム運動の一つとしてコンシャスネス・レイジング（意識向上）運動がおこり、被害者が自ら被害を訴えるようになり少しずつ変化していきました。それと同時に、性被害についての調査や研究が行われるようになりました。代表的なものとして、一九七四年にアン・バージェスとリンダ・ホルストロームによる強姦の被害者の精神医学的調査があります。それによると、性被害（レイプ）の被害者にベトナム帰還兵と類似した症状がみられることが報告され、「レイプ・トラウマ症候群」が提唱されました[91]。性暴力被害とPTSDとの関係も、一九七〇年代から主として強姦被害について調べられてきました。強姦被害が高率でPTSDをもたらすことはよく知られており[67]、米国における無作為抽出による強姦被害者におけるPTSDの有病率は、ケスラーの調査では四六%と報告されています。一方、被害者に深刻な精神的被害を与える性暴力によるトラウマとしては、強姦とならんで児童期の性的虐待があげられます[54]。

また、一九八〇年代にダイアナ・ラッセルらが疫学調査を行い、アメリカの成人女性の四人に一人が強姦の被害に遭い、三人に一人が小児期に性的虐待をうけているという衝撃的な結果を報告しています。これらの研究によって、性被害はけっして特別なものではなく、日常的に行われている被害であることがわかってきました。また、被害者の話から、性犯罪は、「性的」な問題だけではなく、支配と攻撃欲による暴力行為であることがわかってきました。(91)

性被害が隠れたものになってしまう原因として、社会的な通念の問題があるといわれています。アメリカの被害者援助団体である全米被害者援助機構（NOVA）のマニュアルでは、性被害への神話（誤った社会通念）があるとしています。以下に、そのいくつかをあげます。(91)

ア．女性も心の奥底では強姦を望んでいる
イ．女性自身が強姦を求めた（服装が挑発的であるなど）
ウ．若くて魅力的な女性だけが被害にあう
エ．性暴力の被害者は女性だけである
オ．女性は性生活を楽しむべきではない
カ．性暴力は性的な満足が目的であり、男性が性衝動を感じたら止めることができな

い

キ．強姦の加害者は見ず知らずの人である

ク．強姦や性虐待や近親姦は、貧困やアルコール、薬物依存のような問題を抱えた層ではどうしようもないことである

これらの神話は、すべて加害者を正当化し、被害者の側に非があるかのように思わせるものです。ところが、性被害調査がすすむにつれ、被害者の年齢が幼児から高齢者にまでわたること、加害者の多くは顔見知りであること、実際に抵抗できる女性はごくわずかであることなどがわかり、現在では、これらの神話は誤りであることが明らかになってきています。しかし、依然としてこの神話はまかり通っており、被害者が非難される状況は続いています[91]。

性被害の特徴として、直接的な身体被害が軽くても、精神的なダメージがきわめて大きいことがあげられます。それは、性犯罪が恐怖感とともに被害者の自尊心、自立感を根本から破壊し、屈辱感や恥辱感を与えるというように人格面へ強い影響をもつためです[91]。

被害直後の数時間は被害者は強い感情の衝撃を受けています。最初に感じるのは、

自分の身に起こったことが信じられないという否定や否認の感情です。時間の経過とともに、強い恐怖や不安、怯え、怒りがわきおこってきます。このような感情を泣いたり叫んだりして表現する人もいますが、黙ったまま表情にも読みとれない人もいます[91]。

被害直後の衝撃が治まっても、精神面ではさまざまな症状があらわれることがあります。抑うつや涙もろくなること、不安や恐怖感が出現し、ひどい場合には対人恐怖症や広場恐怖症になり外出困難をきたします。とくに被害後数週間の間は、被害体験を思い出させるような刺激（男性との接触、物音、においや声など）で被害体験がよみがえるフラッシュバックが頻繁におこります。そのため、刺激を避けてひきこもりがちの生活になります[91]。

また、いつも過敏で不安になるため、集中力がなくなり、日常生活や仕事で支障をきたすこともあります。また、被害者は、自分を汚れてしまった、恥ずかしい存在だと感じ自尊心をひどく低下させます。自分に対し、自信を失い、今まで自立してできていたことができなくなることもよくあります[91]。

被害者は、加害者や社会に対して激しい怒りを感じるものですが、これらの感情をコントロールすることは困難と思われます。このような怒りが自分に向くと、自責の念が強くなり、抑うつ状態をきたし自殺を含めた自傷行為に至ることもあります。また、多くの場合、性的行為への恐怖や性的な快感の喪失のため、性生活が困難になってしまいます(91)。

また、被害を思い出させる人や場所、状況を避けるようになり、人の集まる場所を避けるようになります。そのため、通学や通勤ができなくなり、学校や職場を辞める場合もあります。加害者や周囲を避けて住居や電話番号を変えることも多くみられます。その一方で、一人でいることへの恐怖から、家族にいつも一緒にいることを求めたりします(91)。

被害は他人や社会への信頼をうち砕いてしまうため、他者を信頼したり親密になることができなくなってしまいます。このことは加害者が顔見知りであった場合、特に深刻となります(91)。

他人との関係が狭くなる一方で、すこしでも安心できる関係にしがみつこうとするため、対人関係は不安定になりやすく、他人の言動に敏感になるあまり、すこしでも傷つくような人間関係を徹底的に避けようとする傾向があります。親密な人間関係を作るうえでどうしても必要な、他人を信頼し自己を開示するということができなくなることが、社会生活の維持を困難にし、被害者をますます孤立へ追い込むことになってしまうのです。対人関係の問題はもっとも修復が困難で、長期に続く問題であるといえましょう[91]。

性被害では、犯罪そのものだけでなく、その後の治療、事情聴取、司法手続き、マスコミ、周囲の対応の中で、さらに被害者が傷つくような二次被害（セカンド・レイプ）がおこります。周囲が、被害者に対して、非難の目をむけたり、被害者の感じている自責感や恥辱感を理解できないことが原因になります。たとえば、被害者の服装や夜歩いていたことを責めたり、あるいは事情聴取や司法の場で被害者が受けた傷をたいしたことがないように言ったり、加害者を挑発したというように言ったりすることなどです。また、家族も被害に動揺してしまい、被害者を責めたり、あるいは周囲から隠そうとして被害者が支援を求めようとするのさえ止めることがあります。二次被害によって被害者は、ますます孤立感を強め、他者への信頼を失うことになります[91]。

強姦や強姦未遂の被害者の被害後に生じる行動的、身体的、心理的反応は、生命を脅かされた状況に対する激しいストレス反応であり、この反応には、急性期の状態と長期にわたる回復過程の二段階があるのです[106]。

ⓐ 急性期：混乱

衝撃反応としての泣き叫び、すすり泣く、ほほえむ、落ち着きがない、緊張しているなどの恐怖、怒り、不安などを表現するタイプと、感情が覆い隠され、穏やかで抑制された感情が示されるというコントロールタイプのどちらかがみられます。被害後、数週間の間に、身体的兆候がみられます。たとえば、緊張による頭痛や疲労、睡眠障害（悪夢、入眠困難、中途覚醒）、驚愕反応（イライラしたり、些細なことでビクッとする）などがあります。また、感情的反応として、恐怖、屈辱感、狼狽、怒り、復讐心、自責心などがみられますが、特に強いのが恐怖心（性被害それ自体より、殺されるかもしれないという恐怖の方がショック）です(106)。

また、全身の全般的な痛みを訴える被害者は多く、喉、胸、手足など特に暴力を加えられた部分の痛みを訴える被害者もいます。睡眠障害、食欲減退、吐き気を訴えることも珍しくありません。強姦への情緒的反応はショック、信じられないという思い、死と危害を加えられることへの恐怖です。ほとんどの被害者は、暴行後数時間もしくは数日間、「どうして私が」と自問を繰り返します。現実と直面できないような極端な場合、加害者が近づいてきた時点から解放されて安全な場所に到達するまでの記憶を失う被害者もいます。このように強姦直後の情緒的反応は、表現型と抑制型にわかれます。また、強制された忌まわしい行為の記憶があまりにも自己の尊厳を傷つけるものであるために、被害者は急激な自尊心の喪失を経験します。急性症状は被害後二、三日から二、三週間に及びますが、多くの場合、長期症状と重複します。[64]

ⓑ 長期の症状回復経過（生活の建て直しをはかりはじめる二〜三週間後にみられる）

被害者は加害者からの再被害の恐れを感じ、逃れたいという気持ちになります。そして、家族や友人達、また社会的援助組織からの援助を求めます。時には悪夢をみることとすらあります。事件が起きた場所、一人でいること、大勢の中にいること、背後に人がいることなどに対する恐怖反応がみられます。また、沈黙反応がみられることもあります。[106]

被害者の心理的反応には、他の犯罪被害者の反応と共通する部分が多いようです。そのなかで、ことに頻繁にみられ、特徴的と感じられる反応をあげると、初期には強い恐怖や、周囲への不信感などがみられ、こうした面は相談など援助を求める行動をとりにくくさせる傾向があります。[106]

また、記憶の混乱や欠落を示すことがしばしばあり、侵入的なイメージや音、観念が浮かぶ場合もしばしばあります。またこれらの現象と関連して解離（「心理臨床大事典」によると、強い情動体験や外傷的な記憶によって、意識や人格の統合的な機能が一時的に傷害されたり、交替する現象といわれています）の存在が認められることもあります。記憶が混乱し、警察などで、供述が一貫せず、しばしば自分自身に不利な結果を招く場合もあります。また、イメージの出現は緊張状態にいる時よりもリラックスした状態で浮かびやすいのですが、それとあいまって、入浴や睡眠を避ける傾向が現われ、安心してリラックスできなくなる傾向がみられます。[106]

さらに、身体的な反応ともいえますが、感覚のまひ（痛みや空腹などの感覚が鈍い）などが現われます。自傷・自殺傾向が生じた場合、その行動を抑制しにくくなります。

被害後、日数がたつと「感情」を感じられるようになり、さまざまなことに実感が伴ってきます。先述に加えて、「自責感」「恥」「自分が汚れてしまった感じ」などを表現するようになります。これらの感情は、しばしば「自分にすきがあるから被害に遭う」「性被害に遭う者は恥ずかしい存在だ」といった社会的な通念と共通した自己認識をする傾向があります。[106]

また、抑うつ的になるなかで、希望のもてない感じ、自分が弱くてものごとを決められない感じなどを表現するようになります。[106]

被害者が経験するライフスタイルの崩壊は数週間、あるいは何ヶ月も継続することがあります。急性症状を通過しても最小限しか機能できない被害者は多く、学校や職場に復帰しても事務的な活動以上のものができず、家に閉じこもってしまう被害者もいます。悪夢は主要症状の一つで、急性・長期症状共にあらわれます。被害直後の夢は実際の強姦状況に類似していますが、時の経過とともに被害者自身が夢を支配するようになります。しかし内容が暴力的なものであることは変わりません。強姦の状況に特定された恐怖が進展する場合もあります。これらの症状は、ＰＴＳＤの一種と言えます[64]。

　子どもの性被害も大人と同様の急性身体症状を訴えますが、被害者が幼い子どもの場合だと身体的外傷を正確に描写できないので、暴行の兆候を注意深く観察することが大切です。十歳以下の子どもの場合、夜尿がよくみられるといいます。また、睡眠障害や腹痛、食欲減退、吐き気や嘔吐を経験します。学校に通っている場合、大人の被害者と同様の恐怖に加えて、他人に知られることを恐れます。情緒的反応が表現型の被害者の場合は、一見して狼狽していることがはっきりわかり、通常泣くことで感情を表現します。親もすぐに気づきますが、抑制型の子どもは加害者から言葉や身体への暴力で脅されているために話せない場合が多いのです。また、親の反応を恐れて黙る場合もあります。また、悪夢に悩まされたり、恐怖心が進展する事例もあります。

時に幼い子どもたちは一人になること、一人ででかけることを怖がる傾向があります。外出を避けるために頻繁に眠るようになる思春期の子どももいます(64)。

被害に遭った子どもの家族は急性症状期、子どもの感情的反応に並行してショックや無力感、怒り、肉体的嫌悪感を経験します。父、兄弟、パートナーは、加害者への暴力的復讐の思いに苛まれることがあります。これは被害者の完全な無力感やぶつけようのない怒りを無意識に共有するものですが、逆に落ち着かせたり、たしなめたりすることは、子どもに余計な重荷を背負い込ませかねません(64)。

一般的な反応としてよく見うけられる家族の反応には、世話のやきすぎと過保護があります。たとえそれが善意ではあっても、「世話が必要な傷つきやすい子ども」として扱うことで、被害に遭った子どもの自尊心や主体性の喪失をさらに招く危険性をはらんでいます。世話のやきすぎや過保護は、無防備な子どもを家族が強姦から守れなかったという罪悪感への代償行為にしかなりません(64)。

はなはだしい場合は家族で休養に出るなどして被害者の注意をそらしたり、他の家族を心的外傷から守るために秘密にするなど、強姦そのものを否定する場合もあります。その理由は様々ですが、家庭の秘密は過重な重荷となる傾向があり、本来であれば適応できる行動を阻害することもあります。それは性被害による個人的な喪失を悲しむ機会を子どもからとりあげ、必要な支援を否定し、恐怖と疑念を確認させることになりかねません(64)。

性被害直後のカウンセリングにおいて、被害者が経験している心理的苦痛をカウンセラーが正確に査定するため、初回面接は治療上、最も重要な意味をもちます。性被害発生後、できるだけ早い時期に行った方がよいでしょう。カウンセラーは自己紹介し、インタビューの目的と理由を伝えます。被害者への尊敬、心理的苦痛を理解して被害者の立場に立とうとする態度や誠実さが要求されます。被害者ができる限りくつろげるよう、居心地よくするのもカウンセラーの役目です。どのような感情にも落ち着いて対処できる態度が被害者の気持ちを落ち着かせるのです。被害者の最初の一言は最終的に危機を乗り越えるための手懸かりとなる場合や最も懸念していることである場合が多いため、注意したいものです(64)。

性被害に限らず、犯罪被害者の苦痛は、事件自体によるものばかりではありません。事件に続いて、それに付随するさまざまな状況において、再び苦痛を被ることがしばしばあります。事件自体による被害と相応的に、その事件以降の状況による被害は、先述したように、「二次被害」と呼びならわされています。そのなかでも性被害において、事件以降の状況によって受ける二次的な苦痛は、「セカンド・レイプ」と呼ばれています。たとえば、取り調べや証言などで、事件の状況を詳しく話すことを求められたり、私生活での性的な事柄について公的な場で話すことを求められ、取りざたされるのは、個人の尊厳を損なうものであり、それ自体がトラウマ体験となるのです。ましてや「本人に落ち度があったのではないか」とする周囲の態度は、性犯罪被害への「社会的通念」と本人の自責感とがあいまって、強い苦痛を与えるものです。この他、マスコミの報道、医療等の援助場面、家族・知人の態度などに、より傷ついたという例は数限りなくあります(106)。

このように被害体験そのものだけではなく、周囲全般への安全と信頼をも損なわれた場合、その後の回復への影響は大きく、症状が遷延化する傾向がみられます(106)。

②セクシャル・ハラスメント／ストーキング

レイプ被害と同様に、セクシャル・ハラスメント（セクハラ）も、心に傷を遺します。

セクハラとは、相手を不快にさせる性的な言動をいいます。人事院規則では、「他のものを不快にさせる性的な言動、および職員が他の職員を不快にさせる職場外における性的言動」と定義されています(132)。一九九七年の「職場におけるセクシャル・ハラスメントに関する調査委員会」による調査[103]によると、わが国におけるセクハラの頻度は、女性労働者の六割にセクハラが「みられる」「たまにみられる」と回答しています[82]。

職場内でのセクハラは、行政サービスの相手方や委託契約などで働く者に対する言動も対象となります。アフター・ファイブにおいて職員に対して行う言動も対象となります。セクハラに該当するかどうかは、基本的にはその言動の受け手がそれを不快に感じるかどうかによって決まります[60]。

セクハラは、個人の尊厳や名誉、プライバシーなどの人格を害したり、労働条件に不利益な結果や影響を生じさせます。また、被害者の就労意欲や勤労意欲を失わせます。さらに、精神や身体の健康などに及ぼす悪影響としては、問題解決後も深刻な後遺症（ＰＴＳＤ）を残すことがあります[60]。

セクハラの被害者には、さまざまなストレスによる心身の症状が生じます。被害者の九〇％が頭痛、食欲不振、不眠、不安、恐怖、孤立感、怒り、抑うつなどの心身の症状を訴え、一二％が精神保健専門職の援助を求めるという報告があります[12]。また、被害者の九〇％が緊張感や神経過敏などの精神的ストレス症状を、六三％が吐き気、頭痛、疲労感などの身体症状を訴えるという報告もあります[15]。行動面においては、生産性や仕事への意欲減少や、仕事上のトラブルが起きます。[18] 松岡らは、無作為抽出した看護職員を対象にGHQ30（一般健康調査票三〇項目版）を施行する大規模調査を行い、そのうちセクハラを受けたことのある被害者のうち、四一％が当時、神経症症状を呈していたことを報告しています。[82] また、これらの症状とPTSDや適応障害との類似が述べられています。

ストーキングという言葉がわが国で用いられ始めたのは、一九九六年です。端緒となったのは、一九九五年にリンデン・グロスの「ストーカー／ゆがんだ愛のかたち」の日本語版が出版されたことによりますが、雑誌にストーカーという言葉が現れるとともに、この用語はわが国にもたちまち浸透しました。そのような用語が浸透したということは、別の見方をすれば、そのような言葉を必要とするような状況が存在していたということが示唆されます。[62] 実際、総理府男女共同参画室は、「つきまとい行為」についての調査結果を発表しましたが、[116] それによると二〇歳以上の日本人男女において、つきまとい行為の被害経験のある者は、女性で一三・六％、男性で四・八％となっており、頻度の上でも無視できない問題であることが示唆されています。[82]

ストーキングという現象を考察する場合、加害者の精神病理に着目されることが多く、被害者の受ける影響に関する報告は少ないといいます。[82] しかし、被害者の受ける精神的苦痛は明らかなのです。

パセたちは、ストーキング被害者の精神症状を調査し、被害者の八三％に不安の増大、五五％に侵入的なフラッシュバック、二四％に自殺念慮がみられ、悪夢や食欲減退、抑うつ気分もしばしばみられたことを報告しています。同時に、症状面からみたＰＴＳＤの診断は三七％の対象者が満たしていました。[108]

わが国では、吉田たちの調査によると、ストーキング被害率は一四・一％であり、被害者の六五・三％はＧＨＱ（一般健康調査票）による精神健康度が低い状態になり、さらに七・一％はＰＴＳＤが疑われる状態でした。[130] ＰＴＳＤを疑われなかった人でも、八割以上が、被害後部分的なＰＴＳＤ症状を体験していたということになります。

ストーキング被害は人間の尊厳性を深く傷つけ、生活の基盤をも破壊することに気づいておく必要があると言えましょう。

⑷　ドメスティック・ヴァイオレンス（ＤＶ）

ドメスティック・ヴァイオレンス（ＤＶ）は、直訳すると「家庭内の暴力」ですが、「親密な」関係における男性から女性への暴力をさします。「親密な」関係は法的婚姻関係や現在進行中の関係だけではなく、夫、内縁の夫、別居中の夫、前夫、婚約者、元婚約者、つきあっている恋人、あるいは以前つきあっていた恋人からの暴力がＤＶになります[107]。

教育レベルや収入の高低、職業の有無や種類などに関係なく、少女から高齢者まであらゆる女性がＤＶの被害にあっています。加害者の男性のバックグラウンドも、教育レベル、収入の高低、職業の有無にかかわらず多様です。ＤＶは、年齢や階層を問わないだけでなく、人種、民族や文化も問いません[107]。

また、ＤＶは、殴る、蹴るなどの身体的なものにとどまりません。社会的地位や経済力、体力など、多くの面で女性より優位にある男性は、直接身体に危害を与える以外にも、女性の身の安全や尊厳を脅かす手だてをもっています。たとえば、ことばや身振りで暴力をふるうことをほのめかすことで、女性に恐怖感や不安感を植え付けるのです。また、男性はことばによって女性の人格をおとしめたり、経済力などをかさに女性に劣位な役割を押しつけたうえに、女性を社会から隔離したり、女性から自由な言動を奪ったりします。また、望まない性行為を強要し、女性の心身を深く傷つけたりします。このように、身体的暴力に限らず、女性の言動や思考を萎縮させ、女性の身体の安全や尊厳を脅かす力の行使がＤＶなのです[107]。

暴力の影響は、たとえば「(夫に) 近づかれると気持ちがわるくなる」「夫の帰宅時間近くになると熱がでるようになった」など、時として身体に症状が現われます。「帰宅する夫の車の音が聞こえただけで足が震える」「相手に対して心身は拒絶反応を示す。精神的ストレスで身体の不調 (動悸、貧血、低血圧など) が続いている」「このままでは殺される」など不安や恐怖感情を増強させます。このように、夫や恋人の暴力によって女性の心身は深く傷つけられているのです[107]。

やがて、夫や恋人からの暴力により、相手に対する恐怖感をもつようになります。さらに、その恐怖感は相手の男性のみにとどまらず、男性全般に対してももつようになり、男性不信、人間不信に陥ることもあります。

暴力を回避するために、相手の顔色をうかがい、怒らせまいと黙ってがまんし、ただ耐えざるをえなくなります。自分の生活行動や意識が消極的になっていき、生きる気力さえ失う女性もいます[107]。

女性は夫・恋人からのさまざまな暴力によって、仕事を妨害されたり、辞めざるをえなくなったり、働きたくても働けなくなるような状況に追い込まれます。たとえば、夫や恋人が職場に押し掛けてきたり、お酒を飲んで職場で大暴れしたり、あるいは職場にいやがらせ電話をしばしばかけてくる、などです。一方、女性の外出を止めようとして、女性の顔を腫れあがるほど殴ったり、あざだらけにするなどの暴力をふるったり、財布や定期券を取り上げたり、実際に家に閉じこめたりしていることもあります。このような暴力が続き、仕事を辞めざるを得ない状況に追い込まれてしまうのです。このように女性の苦しみははかりしれないものがあるのです(107)。

東京都における「女性に対する暴力」調査報告書によりますと、三人に一人の女性が夫やパートナーから、なぐる、蹴るなどの身体的暴力をうけ、約五人に一人の割合で性的暴力を受けていることが明らかになりました。脅しや行動の制限などの精神的な暴力は、約五六%と半数以上の女性が被害を受けています。さらに、妻への虐待があった場合、その子どもたちの約六四%も暴力を受けていることが認められました。妻が夫に暴力をふるうこともありますが、圧倒的に男性が女性を虐待することの方が多いのです(91)。

最近では、DVは先進諸国、開発途上国を問わず、世界のあらゆる国で発生しており、夫が妻を、また反撃した妻が夫を殺すという殺人事件に至ることもあり、きわめて深刻な問題であることがわかってきています(91)。

DVが犯罪であるという認識が広がったのは、性被害と同じ一九七〇年代に入ってからですが、問題そのものはずっと以前より社会に存在していたと思われます。なぜなら、現代に至るまでの父権優位主義社会の中では、夫が妻を殴るのはしつけとして当然の権利であると考えられていたからです[91]。

それをよくあらわしているのが「親指の原則」で、アメリカやイギリスでは、慣例として夫が妻を「親指より細い鞭」でたたくことは合法的であったといわれます。現在はそのような法律はありませんが、そのような権利が男性にあるという考え方自体は続いているのです[91]。

また、DVはほとんどの場合、家の中という密室でしか起こらないため、第三者の目に触れることが少なく、たとえ訴えたとしても夫婦げんかとして片づけられてしまうことが多いようです。被害者の女性も、男性が優位だという教育やしつけをうけているので、自分におこっていることが虐待であると認識することが困難となり、自分の責任であるかのように感じ、あたかもそれが家庭の恥であるかのようにうけ取り、周囲に知られまいと必死で隠そうとします[91]。

これらの女性に対する威圧の方法は、身体的な虐待にとどまらず、性的虐待、経済的剥奪、心理的虐待（言葉の暴力、脅迫、無視など）、社会的虐待などさまざまな形で行われるのです[91]。

DVの被害を受けている女性は、いつ暴力がおこるかわからないという不安にさらされていますので、ストレス反応として不眠や食欲不振、慢性の疲労感、頭痛、吐き気、めまい、動悸などさまざまな心身の症状を訴え、また、PTSDの症状を呈することがあります。このようなストレスは子どもにも影響を与えます。加害者のすべてが子どもを虐待するわけではありませんが、子どもは父親の暴力の場面の目撃者となり、母親と同じ緊張にさらされます。また、母親が夫の暴力をコントロールするために子どもにいつも静かにさせたり、子どもに父親の無理な要求にも従わせたりするようなことがあると、子どもの人格発達がゆがんでしまうこともあるのです[91]。

DVのある家庭で育った子どもには、従順で感情を示さない一方で、衝動的であったり、情緒的な不安定さがみられます。男子では、成長してから父親に同一化してしまい、思春期に母親に暴力をふるったり、また、結婚後、パートナーを虐待するような場合もあります。このように子どもの発達への影響はきわめて深刻な問題となっています[91]。

(5) 人質（ストックホルム症候群）

国際的な人質テロ事件におけるメンタルヘルスが日本で注目されるようになったのは、一九九六年一二月一七日に生じたペルー大使公邸人質占拠事件がきっかけです[71]。

人質テロ事件の特徴は、いわゆるシングル・イベントによるトラウマ体験と、持続的なトラウマ体験との双方を含み、この場合、トラウマという言葉の意味が微妙に異なります。前者では過ぎ去ったあとでも心的な後遺症を残すような出来事を指しているのに対して、後者は持続して体験され、極度の苦痛をもたらすような体験を指しています。この区別は、一般に事故や災害などのシングル・イベントによるトラウマと、虐待や監禁などの持続的苦痛によるトラウマとの違いに相当します(71)。

人質の心理としては、当初の衝撃から次第に異常事態への適応努力、さらに疲弊による混乱へと進みます(71)。

ア．衝撃期

この時期では被害者は人質の発端となった襲撃などの体験を受容できず、また自分が人質となったことを認めることができません。そのために、現実感覚そのものが混乱し、現実否認がみられたり、周囲の状況の理解が妨げられ、失見当識が生じたりします。ある時には周囲の状況を考えずに逃げ出そうとしたり、あるいは逃走できる状況にあるのに恐怖にすくんで何もできなかったりすることがあります。

イ．受容期

自分が救い出されるのではないかという非現実的な期待が破れ、人質という現実を受け入れる時期です。それにともない、無力感や現実的な恐怖感、あきらめの気持ちがわきおこります。生命の危機感のために感情表出をすることもできないので、この時期の恐怖は外面的な表出をともないません。そのために「凍りついた恐怖」と呼ばれることがあります。

ウ．対処期

犯人側の目的、言動の傾向、拘禁された物理的な環境などに合わせた対処行動を行う時期です。できるだけ拘禁のストレスを軽減することが目的となります。

エ．混乱期

人質事件の長期化や、犯人と外部との交渉の不調などによって、犯人の言動に一貫性がなくなり、また人質も疲弊することによって、不安、抑うつ感、無力感が増大します。

わが国の最近の類似した出来事としては、新潟県での九年余りにわたる監禁事件があり、被害者がPTSDの診断を受け、治療を継続しているケースがあります。自分の父親に対しても恐怖感情を惹起したというエピソードは、心の傷の深さを物語っています。

事件に巻き込まれた人質は、ある意味で犯人と運命共同体を形成しているともいえます。特に外部の警察、社会が必ずしも人質の生命を第一に尊重せず、犯人の要求を聞き入れることを拒み、武力による解決を示唆している場合などは、結果的に人質も犯人とともに生命を危険にさらすため、この共同感情はよりいっそう刺激されます。それがさらに高じると、人質は自分たちの生命を脅かしているのは外部社会であり、犯人は身を挺して自分たち人質を守っているかのように錯覚することもあります。その結果、事件解決後も、人質が犯人に対して愛着を抱き、その行為を憎まないばかりか、積極的に犯人の支援者となることもあります(71)。

歴史的にこのような現象が初めて報告されたのは、一九七三年、スウェーデンのストックホルムで起きた銀行強盗人質事件においてのことでした。六日間にわたる銃撃戦の末に解放された人質女性が、犯人の一人に共感し、その後の裁判の過程を通じて面会と支援を続け、さらには結婚したことから、こうした逆説的な愛着をストックホルム症候群とよぶようになりました。ただし、同様の現象は、それ以前の一九七一年のウルグアイ英国大使館占拠事件でも生じていたことが確認されています(71)。

この症候群は、異常な状況下における自我の防衛反応であるとされています。その基盤にあるのは、社会への信頼喪失とならんで、犯人との運命共同体的な感情です。しかし、こうした感情を防げるような、犯人からの直接の威嚇や恐怖が強いときには生じにくいようです。[71]

第二節　自然災害

自然災害によってひき起こされる症状として最もよく知られているのは身体症状、抑うつ、不安、災害後ストレス症状でしょう。このような症状は「災害症候群」として一括されることもあります。このような症状群の有意な増加は成人生存者を対象として、種々の災害で報告されています。つまり地震、洪水、ハリケーン、火山噴火、土砂崩れ、サイクロン、竜巻などです。子どもを対象とした調査においても、このような症状群の増加、攻撃的行動、遺尿の増加が報告されています。[22]

このように、自然災害は人類の歴史でもあります。自然災害は、コミュニティと社会的ネットワークの破壊、そして人間の死あるいは人間の生活が破壊されるとはどういうことかを考える機会を与えてくれます。そして、うち砕かれた生活を再建するときにみせる人間の柔軟な能力には目をみはるべきものがあります。多くの人は、過去を「とりあえず脇におく」ことができます。しかし、災害後の長期経過についての研究によれば、災害がもたらす精神的ないし身体的健康上の影響に苦しむ人も少数ながら確実にいるのです[78]。

　災害状況へどの程度さらされたのかがＰＴＳＤの発症を規定する重要な要因であることは言うまでもありませんが、そのほかにも数多くの個人的な諸特性やプロフィールは、災害直後の初期症状と、それに引き続く心的外傷性症状の慢性度の予測因子となります。なかでも特に重要なのは、災害後の生活環境と被災者に再受傷をもたらすような可能性です。縦断研究がもたらす結果は、その時、その時において行うべき介入をデザインするための課題を浮きぼりにします。壊滅されたコミュニティを再建し、回復のための社会的環境を保証する一方で、心理的な病に苛まれる人々の苦境に思い及ぶことが重要です[78]。

　岡野は、自然災害におけるＰＴＳＤの特徴を次のように述べています。自然災害は、それが時間的には局限された、一回限りの外傷体験であるということです。さらには、それが人的災害ではなく、一種の不可抗力により生じたということも大きな特徴といえます。天災による精神的なトラウマ体験は、その性質から、人災や、他人の意図ないし悪意により生じたトラウマとは区別して考えることができます(100)。

ただし、自然災害が「一回限りの外傷」であるからといって、それを軽んじることは決してできません。そのように単純に分類することは、自然災害がもつ、別のニュアンスを無視することになりかねません。たとえ地震自体が一分間しか続かなかったとしても、それに続く復旧に膨大な時間がかかり、しかも多くの身内を亡くし、また財産や思い出の品を無くしたことによる心の傷は、とても「一回限りの外傷」として片づけられるものではありません。また、たとえそれが地震という自然の摂理により生じたものだとしても、そこにさまざまな人的災害の要素が関与している場合があります(100)。

しかしここでそのような人為的な側面をとりあえず考慮の対象にしないならば、自然災害や事故により傷ついた自分の体、失った財産、亡くした親族や友人などによる直接的、具体的な痛手が、その当人の生活を大きく支配することになります。その個々を取ってみれば、「実際の死や重症外傷の生じる恐れ」というPTSDの定義には必ずしも当てはまらないケースや、通常の生活で体験する範囲のストレスに属するものもあるでしょう。ただし、それらが全体として及ぼすストレスの大きさや、それによる精神の疲弊や抑うつを招く可能性は、自然災害そのものによる驚愕や恐怖に勝るとも劣らず深刻なものとなることがあります[100]。

自然災害や事故はまた、それが生じた場所や場面に関係した恐怖症としての反応を残す場合があります。ビルの倒壊事故により被害を被った人が、屋内の駐車場にはいっさい車を停めることができなくなるという反応や、地震に遭った人が、それ以降、ちょっとした揺れにも、頻脈や驚愕をともなった反応を示すようになるといった反応は先にもとりあげました。これは特定の状況で、特定のことを体験することに対する恐怖反応であり、それが限られた状況である限りは、それを回避することにより正常の生活を営むこともできるでしょう[100]。

このように考えた場合、人為的な外傷において世界や他人に対する見方そのものが大きく変化するのに対して、自然災害における事故は、より実質的な喪失（大切な人や、自分の体の機能を失うこと）による心の痛手を引き起こすと考えられます。ただし繰り返しますが、これは一般論でしかなく、自然災害に遭遇することにより人生観や運命観が大きく変わることは希ならずあるのです[100]。

たとえその自然災害が誰に対しても同様に降りかかることがわかってはいても、それが特に自分に襲いかかったことの意味、その場所にたまたま居合わせたことの意味は、その個人によりさまざまに解釈されます。人は予測や予防の不可能な圧倒的な出来事を体験した際に、それに種々の意味づけをすることで心理的にコントロールしようとする傾向があり、自然災害に遭った人々にとってもそれは同様です。そしてそれは多くの場合、心の傷の治癒につながります。ただし、その傾向が時には誤った世界観や運命観をもたらす場合もあります。それは「自分が罪深い人間だから、このような災厄に見舞われる運命にあったのだ」「自分はもともとこの世に望まれて存在していなかったのだ」という考えなどです[100]。

このような考えが生まれる背景には、その個人の生育歴が関係している場合が多いようです。すなわち、そのような世界観、人生観は人生早期の外傷を通していったん形成されたものの、それが後の平穏で比較的恵まれた人生の中で埋もれ、忘れられていた可能性があります。そしてここで、災害によって外傷を受けた個人に対して力動的、精神療法的なアプローチが意味をもつことになります。その内面は幾層にもまたがった、複合的な精神現象であるといえます。一見、時間的にも体験的にも限られた外傷体験が、生育歴上の葛藤、過去のトラウマ体験、生来の気質、その他に影響を及ぼす結果として複合的な臨床像を生む可能性があると認識する必要があります[100]。

(1) 地震

鹿児島県北西部地震

地震の発生にはあらかじめ、何の予告もありません。ですから誰も心の準備ができないまま、身をゆだねることになるのです。

以下に、われわれの調査結果を紹介してみようと思います。[47・48・50・51]

一九九七年三月二六日、子どもたちにとっては、春休みに入ったばかりの頃でした。夕刻一七時半頃、鹿児島県北西部において、Ｍ六・三の地震が発生しました。この地震により、重軽傷者四〇名強の人的被害があり、崖崩れや陥没等により、交通途絶もありました。続いて同年四月三日早朝四時三三分、雷雨の最中、Ｍ五・五の強い余震が起こりました。そこへ菜種梅雨が追い打ちをかけ、亀裂の拡大、土砂災害の恐れがあるとして、住民は避難生活を余儀なくされました。そして、同年五月一三日、子どもたちがまだ学校内にいる一四時半頃、再びＭ六・二の地震が被災した子どもたちを襲いました。

われわれは、地震から三年六ヶ月間にわたり、地震（自然災害）によるＰＴＳＤの臨床と研究を行ってきました。これまでの縦断的研究がもたらした結果は、われわれが行うべき危機介入、援助方略をデザインするための課題でもありました。

わが国における、自然災害後における子どもの心の健康調査は、雲仙・普賢岳噴火災害、北海道南西沖地震、阪神・淡路大震災、有珠山噴火災害、三宅島噴火災害などにおいて、実施されていますが、今回の鹿児島県北西部地震のように、短期間のうちに再三にわたる大地震に遭った例はあまりみられないものと思われます。鹿児島県北西部地震では、奇跡的に死者は出なかったものの、全く予測のつかない、しかも、制御することのできない再三にわたる外傷的体験（地震という状況）にさらされた子どもたちの心には、ＰＴＳＤの発症が十分に予想されました。

①子どもへの影響

ⓐＰＴＳＤの出現率〜三年六ヶ月間の継時的変化〜（図一）

再三にわたる大地震から三ヶ月後、一〇・二％の児童生徒が、「ＤＳＭ—Ⅳ修正版（表二）」でＰＴＳＤにスクリーニングされました。特に、多感な時期といわれる小学校高学年の児童（一三・六％）、中学校の生徒（一四・〇％）に高い出現率がみられました。その後、われわれは、ＰＴＳＤに関する実態調査を行いつつ、ＰＴＳＤ発症の予防（校長、養護教諭、学校医、保健師、公民館長などへ

図１

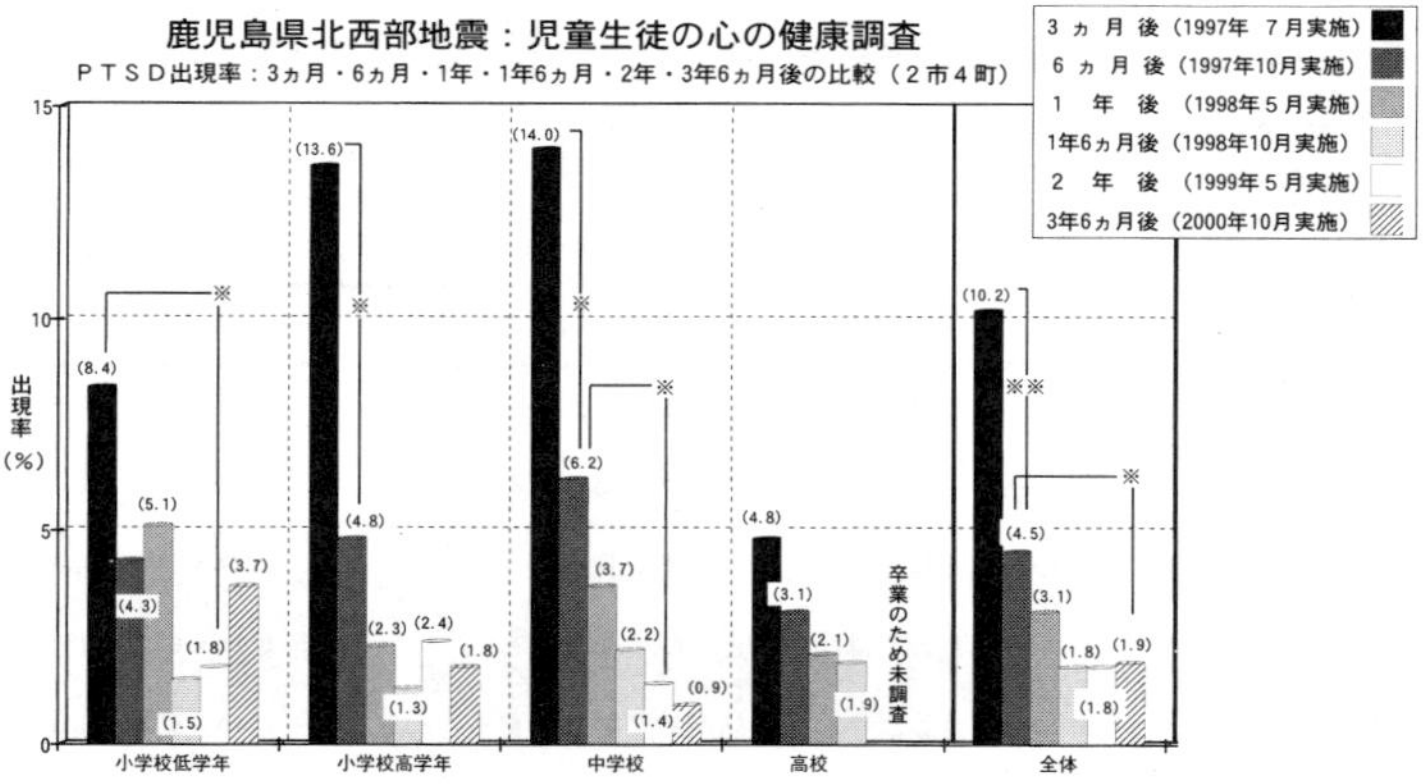

注1）〔　〕内の数字は調査時の年，学年は各調査時の対象児童生徒の学年　注2）※※：Ｐ＜0.01，※：Ｐ＜0.05
注3）　３年６ヵ月後は激震地区２市１町

の啓発、研修）とケア（個別相談）を行なってきました。

　ＰＴＳＤ出現率は六ヶ月後には四・五％、一年後には三・一％と減少を続け、一年六ヶ月後以降は一・八％にとどまりました。三年六ヶ月後調査は、激震地区に限定した二市一町を対象にしましたが、一・九％という経過を示し、一年六ヶ月以降は、大きな変化はみられませんでした。

　一九八八年のアルメニア地震で被災した児童を対象に三〜六ヶ月後に行なった調査では、七四％がＰＴＳＤにかかっていると報告されています[13]。阪神・淡路大震災の約九ヶ月後

表1　PTSD：DSM—Ⅳ修正版

あてはまるところに、○をつけてください。

「予期できず」「逃げることのできない」とてもこわい体験は、人のこころに大きなストレスを与えます。そのため、さまざまな体の変化や、気持ちの変化を体験する人がたくさんいます。
ここには、「だれもが」体験するような心の状態や体の状態をまとめてあります。

お名前　　　　　　　　　　　　　　　　　記入した日　　年　　月　　日

この１ヵ月に、つぎに述べるような体験（経験）がつづきましたか？

1)	「あのとき」のこわかった様子が、くり返し思い出される	はい・時々・いいえ
2)	「あのとき」のこわかった様子をくりかえし夢に見る	はい・時々・いいえ
3)	また「あのこと」がおきたのではないかと、びっくりする	はい・時々・いいえ
4)	「あのこと」を思い出させるような物を見たり聞いたりすると心が痛む	はい・時々・いいえ
5)	「あのこと」を思い出すと胸がドキドキしたり、緊張する	はい・時々・いいえ
6)	「あのこと」を考えたり、話題にすることをさける	はい・時々・いいえ
7)	「あのこと」を思い出させる出来事や場所をさける	はい・時々・いいえ
8)	「あのとき」のことをよく思い出せない	はい・時々・いいえ
9)	「あのこと」の後、あそび、勉強、趣味、仕事などに打ちこめない	はい・時々・いいえ
10)	「あのこと」の後、一人ぼっちになった感じがする	はい・時々・いいえ
11)	「あのこと」の後、うれしい気持ち、楽しい気持ちが少なくなった	はい・時々・いいえ
12)	「あのこと」の後、将来のことを考えられなくなった	はい・時々・いいえ
13)	「あのこと」の後、寝つきが悪くなったり、すぐ目を覚ましたりする	はい・時々・いいえ
14)	「あのこと」の後、ちょっとしたことで、カッとなり、イライラする	はい・時々・いいえ
15)	「あのこと」の後、気がちって、ものごとに集中できない	はい・時々・いいえ
16)	「あのこと」の後、ちょっとしたことに、用心深くなる	はい・時々・いいえ
17)	「あのこと」の後、ちょっとしたことにもひどく驚いたりする	はい・時々・いいえ

鹿児島大学教育学部治療心理学研究室（久留　修正版）

における文部省の調査では、震度六以上の地域のPTSD出現率は、男児で一二・五～一八・二％、女児で一九・五～二五・四％に、PTSDに類似した症状が認められました。[128] 北海道南西沖地震において、災害を体験した幼児は、被災後一年経過した時点でも、地震に対する恐怖や母親との分離に強い不安を示していることが個別面接で明らかになっています。[26] また、災害から一年七ヶ月後に実施した質問紙調査では、半数がイライラする気持ちや身体的な不調を訴えていました。

このように児童期におけるPTSDの出現頻度は、災害の種類と程度、調査時期、調査方法および対象児によって、結果は様々であり、一概にはいえません。[127] 災害の規模、被害状況、被災した人々の受けとめ方のありようなど、詳細な分析をした上で、比較分析をしていく必要があるでしょう。ただし、米国において、一般人口中のPTSDの出現率（一～四％）からみますと、本研究では、被災後六ヶ月まではリスクが高く、配慮が必要であり、それ以降は、個別治療が必要な状態になってくると思われました。一年後調査以降、PTSD群において、DSM—Ⅳ修正版一七項目中のチェック項目が多くみられ、慢性化、重篤化している印象を受けました。

ⓑDSM—Ⅳ：PTSDの各項目の出現率～三年六ヶ月後の継時的変化～

i　DSM—Ⅳ：PTSD〈B領域：再体験〉

三ヶ月後調査時に、B領域（DSM—Ⅳ修正版1)～5)の項目）の中で最も高い出現率（六割）を示した「3)またあのこと（地震）がおきたのではないかとびっくりする」の項目は、三年六ヶ月後には約二割程度に減少していた（P＜0.01）ものの、余震の強さと多さにより、継時的変化からみると、若干の変動がみられました。また、被災三ヵ月後調査で約四割の子どもたちにみられた、「1)あのとき（地震）のこわかった様子がくり返し思い出される」「4)あのこと（地震）を思い出させるような物を見たり聞いたりすると心が痛む」「5)あのこと（地震）を思い出すと胸がドキドキしたり、緊張する」なども、三年六ヶ月後には一～二割以下に減少していました（P＜0.05）。特徴的な点は、「2)あのとき（地震）のこわかった様子を繰り返し夢に見る」という項目が、二％台であり、他の項目よりもかなり低い出現率でした。

ii　DSM—Ⅳ：PTSD〈C領域：回避と感情の麻痺〉

B領域からすると、C領域（DSM—Ⅳ修正版6)～12)の項目）全体の出現率は半減しているものの、どの項目も、三年六ヶ月を経過すると有意に減少していることが認められました（P＜0.05）。

「8)あのこと（地震）をよく思い出せない」の項目は、C領域の他の項目よりも出現率が高いことが認められました。これは、PTSDに特異的な「解離症状」であるのか、あるいは、「(単純に)忘れてしまった」からなのか、分析をする必要があると思われます（なお、六ヶ月後調査において、この項目は、震度の低かった鹿児島市の方が、北西部より有意に高く示されていました）。

iii　DSM—Ⅳ：PTSD〈D領域：覚醒亢進〉

D領域（DSM—Ⅳ修正版13)～17)の項目）の「16)地震の後、ちょっとしたことに用心深くなる」は、三ヶ月後には約四割の児童生徒にみられたのが、三年六ヶ月後調査では、一～二割程度に減少しました（P＜0.01）。また、「17)あのこと（地震）の後、ちょっとしたことにもひどく驚いたりする」も、三ヶ月後調査の三割から、一割に有意に減少しており（P＜0.05）、全体的に安定していく傾向が示されました。

ⓒ三月二六日の地震時に居た場所

ＰＴＳＤの発症要因として、先述したように「全く突然で予期できず」「自らをコントロールできない状態」があげられています。例えば、思いもよらぬ自宅での被害、信頼していた男性による性被害、安全なはずの横断歩道での交通事故、安心していた隣人からの暴力行為などは危機的因子になるといわれます。

そこで、春休みの夕刻三月二六日の地震時に居た場所とＰＴＳＤの出現率、およびＤＳＭ―Ⅳ修正版各項目の出現率との関係について、比較してみました。

その結果、安全なはずの自宅（あるいは親戚宅）に居た児童生徒の方が、その他の場所に居た者よりも有意に高くＰＴＳＤに発症していることが明らかになりました（$P<0.05$）。これは、仮説通りの結果であり、絶対的な安心感がくつがえされ、より深く心を傷つけるという結果になっていることを示しています。

さらに、「3)また地震がおきたのではないかとびっくりする（$P<0.01$）」「5)地震のことを思い出すと胸がドキドキしたり緊張する（$P<0.05$）」などの再体験、「10)一人ぼっちになった感じがする（$P<0.05$）」（孤立感）の項目についても、自宅（あるいは親戚宅）に居た児童生徒に有意に高く認められました。これまでの安心感が覆されるほどの状況は、子どもたちの心を深く苛ませるようです。

さらに、地震時に居た場所の建物の階数（一階と二階以上）の比較をすると、ＰＴＳＤの出現率では一階の方が若干高く示されたものの、各項目では、二階以上に居た児童生徒の方が若干高く示されていました。しかし、有意差はみられないものの、一階に居た者の方が「11)うれしい気持ち、楽しい気持ちが少なくなった」「14)ちょっとしたことで、カッとなり、イライラする」など、感情の麻痺や易怒性が高くみられました。

ⓓ五月一三日の地震時に居た場所

五月一三日は、平日の午後二時半の地震でした。この時、本調査対象の小学校低学年の児童は帰宅している子どもが多く、小学校高学年の児童は、まだ学校に残っていた可能性があります。

ＰＴＳＤの出現率において、「自宅・親戚宅・学校」に居た児童生徒の方が、「その他の場所」に居た児童生徒よりも、若干高く示されましたが、統計的に有意差がみられるほどではありませんでした。

各項目の出現率では、「17)ちょっとしたことにもひどく驚いたりする」という神経過敏な様相が、「自宅・親戚宅・学校」に居た児童生徒に有意に高く認められました（P<0.05）。その他の項目においても、「自宅・親戚宅・学校」に居た児童生徒の方が高く示されたものの、有意な差ではありませんでした。

地震時に居た建物の階数における比較では、ほとんどの児童生徒が学校内（階数不明）に居たことから、対象者は少なくなりました。全体的に、二階以上に居た児童生徒の方が高く示されています。

ⓔ被害状況による比較

PTSDの出現率では、「半壊・一部損壊」の大きな被害に遭った児童生徒の方が有意に高く認められました（P<0.01）。

また、各項目の出現率をみると、「1）地震の時の怖かった様子が、繰り返し思い出される」「3）また地震がおきたのではないかとびっくりする」「4）地震のことを思い出させるような物を見たり聞いたりすると胸が痛む」「5）地震のことを思い出すと胸がドキドキしたり、緊張する」などの再体験、「12）将来のことが考えられなくなった」という感情の麻痺、「13）寝つきが悪くなったり、すぐ目を覚ましたりする」「16）ちょっとしたことに、用心深くなる」「17）ちょっとしたことにもひどく驚いたりする」という覚醒亢進の症状については、「半壊・一部損壊」の被害に遭った児童生徒に、有意に高く認められました（$P < 0.05$）。安心できるはずの自宅が壊れるという恐怖は、PTSDに結びつきやすいように思われます。

ⓕ三月二六日の地震時の様子について～主観的意味づけ～

ウィルソンら[125]は、その当人が「いかなる状態でその状況を体験し、受けとめたかという心理的意味（主観的意味づけ）」がPTSDの症状に大きな影響を与えていると述べています。さらに、ローファー[75]は、戦闘後のPTSDについて、客観的な戦闘の激しさよりも、本人が叙述する主観的な戦闘の残酷さを重視すべきだと主張しています。外傷的体験の認識は、個人のそれまでの経験、個性、そして個々人の最も大きな主観的な恐怖心が引き起こす出来事の構成要素を特異的に反映するといわれます。侵入的な観念は、それゆえに、個人の内面によって影響され、そして最も初期の経験の表象によって影響されます（ユールら、一九九七）。フォアら[24]は、この直接的な外傷的体験の程度は、「個人の知覚した脅威」の程度、特に「不安の程度」に関係すると述べています。

そこで今回は、表二のような分類カテゴリーで、主観的意味づけの分析を行ってみました。

表2　主観的意味づけの分類カテゴリー

・イメージ的表現：ネガティヴ／ポジティヴ
・感情的（情動的）表現：不安(+)／不安(−)
・身体的反応の表現（生理的喚起）
・行動の表現：統制(−)／統制(+)
・客観的表現（周りの状況などを記述）：
　　　不安を煽るような光景(+)／不安を煽るような光景(−)
・その他
・未記入
・無関心、無感情など（もう忘れたなど）

これまで、PTSDは、男児よりも女児に多くみられると言われています。[131] 震災三ヶ月後の調査では、全体のPTSDの出現率は、一〇・二%でしたが、そのうち、男児九・五%、女児一〇・五%と有意な差はみられなかったものの、女児に多い傾向がみられました。[47] 二年後調査では、男児よりも女児に有意に高くPTSDの出現率がみられました（$P<0.05$）。

地震時の主観的意味づけ（どのように感じたのか）について、男児は、〃怖かった〃などの「感情的（情動的）表現・不安(+)」が最も高かったのですが、女児との比較では、有意差はみられませんでした。一方、女児は、〃動けなかった〃など「行動の表現・統制(−)」の記述が最も高く、男児より女児に有意に高く示されました($P<0.05$)。つまり、同じ地震という状況に対して男児は、「恐怖、不安感情」を抱くのに対し、女児は、あらがいようのない「統制困難」の状況になりやすいことが明らかになりました。PTSDの発症要因の一つである「自らを統制することができない状況」が、PTSD発症に若干の影響を及ぼしていることが示唆されます。

⑨五月一三日の地震時の様子について〜主観的意味づけ〜

男児は、三月二六日の地震時と同じく、「感情的（情動的）表現・不安(+)」が最も高くみられました（約三割）が、女児は、「その他（ゲームやテレビを見ていた、など）」が最も高く（約二割）、次いで「感情的（情動的）表現・不安(+)」「身体反応の表現」が約二割でした。「行動の表現・統制(−)」は、三割から〇・五割に減少していました。有意差はみられなかったものの、男女で主観的意味づけのありようが異なっていることがうかがわれました。

ⓗ余震に対するイメージ

三ヶ月後から二年後までの調査では、「感情的（情動的）表現・不安㊉」がPTSDにスクリーニングされなかった群に比べ、PTSD群の方に有意差が高く認められました（P＜0.05）。さらに、三ヶ月後の調査では、「身体反応の表現」、六ヶ月後調査では「行動の表現・統制㊉」が有意に高く示されていました（P＜0.01）。

今回の地震では震度五以上の余震が続いたことから、余震への「不安感情」は二年後まで継続していましたが、三年六ヶ月後には、PTSDにスクリーニングされなかった群との差はみられませんでした。

ⓘ地震に対するイメージ

三ヶ月後、六ヶ月後、一年六ヶ月後調査の結果では、「感情的（情動的）表現・不安㊉」がPTSDにスクリーニングされなかった群に比べ、有意に高く示されました（P＜0.05）。さらに、二年後調査では、「イメージ的表現・ネガティヴ」が有意に高く示されました（P＜0.01）しかし、これは、三年六ヶ月後調査において、有意に減少しています（P＜0.05）。また、「無関心、無感情など」は、三ヶ月後調査との比較において、三年六ヶ月後には、有意に増加しており（$P<0.05$）、地震のことが気にならなくなったという様相がうかがわれます。

地震に対するイメージは、不安感情やネガティブなイメージが二年後までは継続するものの、三年六ヶ月後においては、PTSDにスクリーニングされなかった群との差はみられなくなっています。しかし、PTSDにスクリーニングされなかった群を含めた全体の結果では、「感情的（情動的）表現・不安(+)」は、いずれの時期も四〇％台を示しており、五人に二人は、「地震」に対するイメージに「不安感情」を伴っていることが明らかになりました。PTSDにスクリーニングされなかった児童生徒の心にも、何らかの形で、影響が及んでいるように思われます。

②大人への影響

鹿児島産業保健推進センター・鹿児島県医師会・労働基準局の協力を得て、成人（事業所従業員）約一〇〇〇名を対象に、被災六ヶ月後と一年六ヶ月後に子どもと同様の方法でアンケート調査を実施してみました。

対象者に、負傷者はいませんでしたが、被害は自宅の全壊二名（〇・二％）、

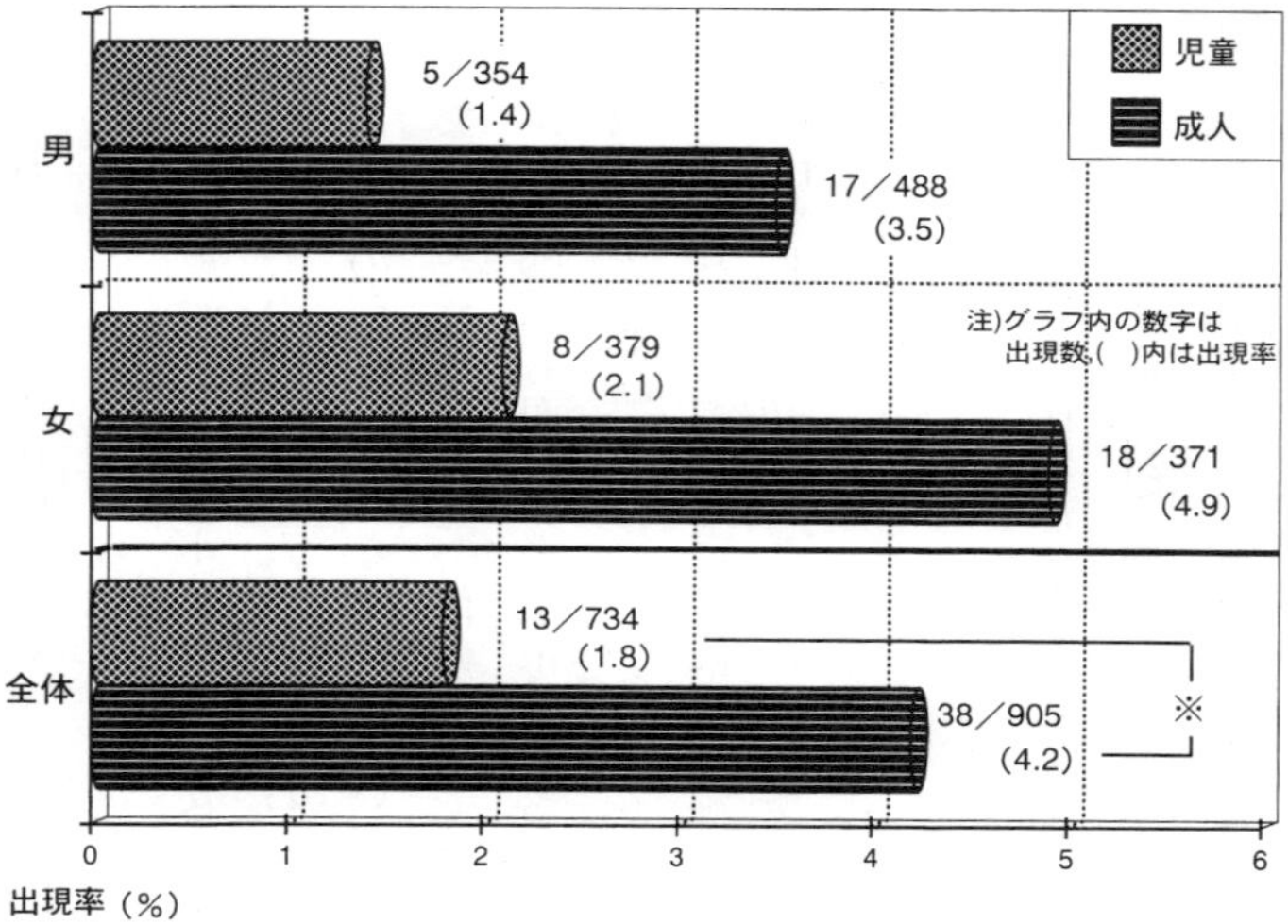

注１）北西部２市４町：阿久根市,川内市,東郷町,宮之城町,鶴田町,薩摩町
注２）※：P＜0.05

図２　鹿児島県北西部地震に関する心の健康調査
PTSD出現率：1年6カ月後の児童生徒と成人の比較（北西部2市4町）

半壊七名（〇・九％）、一部損壊二五五名（三三・四％）であり、子どもより若干、被害が大きかったといえるでしょう。

高齢者の多い激震地区は、全壊二棟、半壊三棟、一部損壊六一棟であり、地区のほぼ全員が被害にあいました。

ＰＴＳＤの出現率は、六ヶ月後は六・五％、一年六ヶ月後には四・二％と、有意に低下した（P＜0.05）ものの、子ども（一・八％）に比べ、約一年程度、遅れているように思われます（図二）。この結果から大人の心の傷は、子ども以上に深いことがうかがわれました。また、男性に比べ、女性に高い出現率がみられました。ＧＨＱ30においても、子どもより大人の方が重篤であることが認められました。また、成人の結果を年齢別にみると、五〇歳代以降に、より高い出現がみられました。アイデンティティやエイジングの影響なども関係しているものと思われます。

高齢者の多い激震地区においては、被災一ヶ月後のＰＴＳＤ出現率は三七・七％とかなり高率にみられ、一年六ヶ月後には、八・二％へ有意に低下しているものの、先述の成人を対象にした調査結果の約二倍の出現率がみられました。活力ある壮年期の人間の生活再建と、定年後の高齢者の再建との間には、心理的ストレスに大きな違いがあるように思われます。

(2) 土石流災害

鹿児島県出水市土石流災害

一九九七年七月一〇日深夜未明、鹿児島県出水市において、大規模な土石流災害が発生しました。一二五名の集落において、四八名が巨大な土石流に飲み込まれ、二一名の命が失われ、二名が重傷、一一名が軽傷の被害を負いました。また、建物被害は、全壊の家屋が二九棟、半壊が一棟、一部損壊が二棟、床上浸水四棟、床下浸水一七棟でした。

われわれは、被災一ヶ月後に現地を訪れ、被害状況を把握し、同時に、被災地の保健師との連携により、心の健康調査を実施しました(84)。

調査対象は、一〇歳代〜八〇歳代の災害被害者(住民)一〇八名です。ここでも、北西部地震で使用したアンケート用紙を土石流災害にあわせて作成し、実施しました(地域の保健師によるききとり調査が中心です)。

PTSDの出現率は、土石流災害三ヶ月後は、二八・八%とピークになっており、その後は、二〇%前後を示したままでした。特に、働き盛りの壮年期、加齢の途にあ

表3

【ＰＴＳＤ構造化面接修正短縮版（2Y6M）】＊スタッフ用（久留，2000）

Ｑ０：アンケートを拒否された方へ（Ｂ領域：再体験＋Ｃ領域：回避）

Ｑ１：お仕事の方はいかがですか？

＊「うまくいっています」→Ｑ２へ
＊「うまくいきません」（Ｃ領域：感情の麻痺＋Ｄ領域：集中力低下）
↓
Ｑ１－１：例えば、イライラして集中できないことがありますか？
「はい」（Ｄ領域：易刺激的）

Ｑ２：よく眠れますか？

＊「はい。よく眠れます」→Ｑ３へ
＊「いいえ。よく眠れません」（Ｄ領域：睡眠障害）
↓
Ｑ２－１：例えば、怖い（いやな）夢をみることがありますか？
「はい」（Ｂ領域：再体験）

Ｑ３：ご近所の方とのおつきあいは？

＊「よくつきあっています。」→Ｑ４へ
＊「おつきあいは、ほとんどありません」（Ｃ領域：孤独感）
↓
Ｑ３－１：例えば、毎日の生活は楽しいですか？
「いいえ」（Ｃ領域：感情の麻痺）

Ｑ４：食欲がありますか？
＊「はい」→終了
＊「いいえ。食欲はありません」（Ｃ領域：感情の麻痺）
↓
Ｑ４－１：例えば、頭痛や体の痛みがありますか？
（身体反応）

ありがとうございました。どうか、ご無理のないように。
何かございましたら、（スタッフ）へご連絡ください。

る初老期の出現率は高く、二～三人に一人の出現がみられています。被害状況の大きさや、死者がでていることもあり、地震に比べ、尾を引きやすいように思われます。二年後以降の個別的危機介入の重要性が示唆されます。そこで、二年六ヶ月後調査では、被災者の気持ちを配慮して、きわめて簡単な「PTSD構造化面接修正短縮版（久留、二〇〇〇）：スタッフ用・面接用」を作成し（表三）、PTSDの研修を受けた保健師による面接（調査）を実施してみました。

事例㊾

これは、土石流災害で家族四人が被災し、父親を亡くした兄弟の事例です。被災時、弟は母親とともに土砂の中から救出され、その後、兄が救出されました。母子ともにPTSDと診断され、被災一ヶ月後より継続治療（カウンセリング）を開始しました。雨の日や列車の通る音（土石流の音が甦る）などに「再体験」し、兄は、一人でトイレに行けなくなるなどの不安と警戒心が強くなったといいます。弟は、イライラ感がつよくなり、攻撃的になりました。

母親は仕事で被災地へ行くこともありますが、無意識的にあの忌まわしい「山」は見ていない（回避）といいます。意欲も低下し、引きこもりがちな母親に「働きが悪い」という人々もいました。毎年七月になると「記念日症候群」が現れ、亡き夫の法事も重なり、頭痛などの身体症状が現れました。県外からのマスコミの執拗な取材も「再体験」を煽っていました（筆者の啓発により、本県での取材は配慮あるものでした）。カウンセリングの回を重ねるうち、被災約七ヶ月後に、母親は生々しい「あの出来事」を表明し始めました。

あれから二年六ヶ月を経過し、子どもたち（兄弟）は回復しましたが、母親の心の傷が癒えるにはまだ、時間がかかりそうでした。この事例を通して、「周囲の人々のPTSDへの理解」が、症状の軽減に影響しているように思われました。

(3) 被災後におけるPTSDの経過から

われわれの調査結果では、被災した北西部地区の子どものPTSD出現率は、三ヶ月後に一〇・二％でしたが、二年後には一・八％にまで低下しました。成人は、六ヶ月後に六・五％で、一年六ヶ月後に四・二％になっていました。その中でも特に、激震地区（高齢者が多く、震源に近い地区）においては、圧倒的に高い出現率が示されました。多くの死者が出た土石流災害は、さらに高い出現率であることが明らかになりました。一方、震度四（被害なし）であった鹿児島市の子どもは、六ヶ月後調査で二・四%でした。

一般的に、災害直後においては、助かったという気持ちから「英雄期」という時期が訪れます。その後、「ハネムーン期」が訪れ、周囲の人々と連帯し、あたたかい雰囲気がうまれます。激震地区では、この連帯が効を奏しました。しかし、それが燃え尽きると「幻滅期」が訪れます。しかし、しばらくして「再建期」を迎えます。二年間を目途に危機介入を行い、その結果、大部分の被災者は回復をみせましたが、高齢者や、死者のあった家族においては、二年六ヶ月後も十分に癒えていないことが明らかになりました。土石流災害による二年六ヶ月後調査においては、PTSD群、もしくは、その予備群にアンケートを実施しました。また、アンケートを拒否する被災者(PTSDの「回避」の症状が強いと思われる被災者)へは、PTSDの症状に関するキーワードをリストアップし、PTSDの研修を受けた保健師による面接で状態把握を行いました(表三)。

われわれは、PTSD出現率の継時的結果をもとに、子どもにかかわる専門家(学校医、養護教諭、担任教師など)への、より具体的な援助のありようを啓発するため、研修会を行ない、PTSDに関する専門家養成と同時に個別相談を実施してまいりました。

われわれの援助方略がどのように効を奏したかはわかりませんが、少なくともPTSDに苦悩する児童生徒は減少していることが明らかになりました。一方、文部省による、阪神・淡路大震災の一年九ヶ月後における児童生徒の健康調査結果によると、精神的症状は減少していますが、身体症状は増加することが明らかになっています。

今後は、予測できない自然災害に対して、必要に応じて心の支援体制を確立できるよう、「心の防災」が重要になります。そのためには、今回明らかになりました「被災時に居た場所（安全なはずの自宅・学校に居たのか？）」「自宅の被害状況（安心できる場所が壊されたのか？）」「主観的意味づけのありよう（統制できたのか？）」に配慮する必要があります。さらに、ユールたちは、「生命の危機に曝されたかどうか」「人間の死を目撃したかどうか」「家族が動揺しているかどうか」「知的に遅れているかどうか」「性差」などについても言及しており、特別な配慮が必要な子どもを見分け、早期の適切な介入の必要性を述べています[131]。

地震のような危機の発生は、子どもたちにさまざまなフラストレーションを体験させることになります。このような心理的状態は、子どもの心身の健康に問題を生じさせやすく、心のケア対策が必要になります。そして、この危機発生時の子どもの心のケア対策は、学校教育における重要な課題となります。どのような危機が発生するかによっても、子どもたちの体験するトラウマの種類が異なるため、それらに応じた対策を実施しなければなりません[27]。

身体や財産の損傷だけでなく、子どもたちの心に傷を受けた苦しみ、悩み、悲しみは大人になってから表面化することもあります。欧米などと同様に、予防やケアのルートの確立が早急に必要とされていることが今回の調査結果でも明らかになりました。PTSDに苦悩する人間を援助するためには、多くの専門家の連携が必要となります。臨床心理士や精神科医、看護師や保健師、PSW、学校長や学校医、法律家や行政サイドなど、それぞれの「臨床援助[35]」の専門家がケースネットワークを設定する必要があるのです。

第三節　二次的（間接的）被災～ＣＩＳ～

災害被害者に限らず、災害救援隊、ボランティア、ケアをする専門家自身も、PTSD（CIS：Critical Incident Stress）にかかることがあります。彼らは使命感やプライド、役割期待などにより弱音を吐くことができません。また、彼らの仕事がいかに悲惨で危険なものであっても、任務を放棄することができない状況にあります[7]。

警察官や消防士、救急救命士のような職業は、トラウマとなる出来事にしばしば直面します。したがって、これらの職業では、職務に関連したトラウマ体験ないし非常事態が、通常の仕事の中においてて生じることになります。職業柄、外傷的出来事にしばしばさらされているので、これらの体験は彼らにそれほど強いネガティブな衝撃は与えないだろうと安易に考えられがちですが、実際には、ＰＴＳＤを発症する例は多いものと思われます(7)。

たとえば、消防士はＰＴＳＤの危険にいつも曝されています。消防士にとって非常事態は日常業務の一環であるとはいえ、オーストラリアでの大規模火災のときのように、同僚の消防士の殉職に直面するとＰＴＳＤが出現しやすくなるようです。状況をコントロールすることができなくなり、またトラウマが予期せぬ性質であった場合、職務に関連した外傷的出来事がＰＴＳＤの発症を誘発しうるのです。したがって、ＰＴＳＤ発症にはトラウマがどのような性質のものであるかが重要となります。しかしまた、外傷的出来事の周囲の状況や、長年にわたり複数の出来事に曝されてきたといったことも同じく重要です。なぜなら隊員は職務を強いられるため、気持ちを吐き出したり、リラックスする機会が乏しくなるからです(7)。

危険や脅威と戦い、それを鎮めることに深くかかわる仕事では、危険な状況から自分自身が逃げ出すという選択はできない場合が多くなります。警察官、消防士、あるいは軍人にとって、任務の主要な目的は危険と戦うことであり、状況を再びコントロールできるようにすることです。しかし、警察官も消防士も、ＰＴＳＤの発症については十分な備えができていないことが少なくありません。彼らは外傷的状況に対して自分たちは不屈であるという神話にすがっているといえます。「タフでなければならない」ということが、「男らしさ」が強調される職場文化における暗黙の前提となっています。涙をみせず感情を押し殺すのです。救急隊員もしばしばこの種の行動パターンをとります。彼らは非常に頻繁に人の死や外傷的出来事に遭遇するため、当面のところでは、このような状況を切り抜ける備えができているようにみえます。例えば彼らはブラックユーモアなどで対処しようとすることがあります。彼らは同僚との間だけでこのようなブラックユーモアを言い合いますが、これが緊張と無力感を吐き出すのに有効な手だてとなっているのです[7]。

危険性の高い職業に従事する者のトラウマに関する重要な問題点は、どのような状況がトラウマ・ストレッサーになりうるのかということです。経験からいえることは、通常の見慣れた状況に比べ、突発的で「コントロール不能」な状況でＰＴＳＤを発症する危険性が生じます。つまり予測していない事態が急に起きたり、もしくは通常予測されるものよりもはるかに極端でまた異様な状況の場合です。また自分自身の命が思いがけず危険に曝されるとき、ＰＴＳＤ発症の危険性は増大します。災害救助者が、死亡もしくは負傷した被災者の姿に、自分や自分の家族の姿を重ね合わせてしまうと、危険とは「他人のみに起こるもの」という前提が覆され、ＰＴＳＤ発症の危険性が増大するといいます。例えば、自動車衝突事故で死亡した子どもに遭遇したとき、同年齢の子どもをもつ警察官の方がより影響を受けやすかったといいます。(7)

災害対策に携わる人の中には、ストレスによる心身の変化がおこらないと考えている人も多いのです。確かに彼らは、仕事の上では、何事もないようにふるまっているのですが、決して心身の変調を体験していないわけではありません。仕事として、あるいはボランティアとして災害対策に携わる人のだれもが、自分たちが体験したことによる影響を少なからず受けているのです。(79)

以前に何度も似た場面を体験した人の場合は、ほかの人よりも変化は小さくてすみます。しかし、そのような人でも、いたいけな子どもの遺品や年老いた女性の犠牲者、変わり果てた友人の姿と接するときには、強いショックを受けます。そうした強い感情を長期間にわたって抑圧し続けると、思わぬ時にそれが表面化することがあるのです。それは寝入りばなであったり、身支度をしている最中だったりします。予期しないときに強い感情に襲われると、さらにストレスが増加するものなのです[79]。

例えば、パニックは伝染します。非常に強い不安をもった人と何日も一緒にいると、災害対策に携わる人であっても同じ気分になってきます。災害対策担当者のストレスを減らすためには、交代制を敷くことが大切です[79]。

また、救助者や医療従事者の心理的な態度は、生存者のその後の精神状態に直接的に影響します。同時に、救助者、またはその他の救援業務にあたった人々には、災害のあとにも心理的な影響が残るといわれます。ジョーンズの報告によると、旅客機事故の処理にあたった約一五〇人の警官のうち、三〇人が、ＰＴＳＤの心理治療を受けていたという事実があります[58]。

一九八七年にガイアナのジョーンズタウンで死亡した成人男女、子どもの死体収容、移送、運搬、確認作業に従事したアメリカ空軍兵員へのアンケートにおいては、若さ、経験の浅さ、低い階級、死体との接触の程度は、すべて、心理的ストレスと関連することが明らかになっています。さらに、兵役志願者と非志願者の間には、心理的影響の差はなく、多くの者は、子どもの死体に最も強い感情的衝撃を受けていました。一方で、集団によるサポートとユーモアは、ともにストレス状況下で互いに支え合うために、価値あるものとして、とらえられていたといわれます[58]。

遺体収容スタッフに関する提言として、高齢者で経験ゆたかな人々を採用し、若年齢者は、ベテランの年輩者とペアを組むのが望ましいと思われます。仕事はローテーション式で、専門家によるグループでの討論形式による毎日の心理的サポートを重視することが望ましいようです[58]。

このように救急隊の側にも当然、PTSDが出現するのです。被災者のみでなく、救命する側の心の支援も重要です。先述したようにそもそも彼らは使命感やプライド、役割期待などにより弱音を吐くことができません。また、彼らの仕事がいかに悲惨で危険なものであっても、任務を放棄することができないのです[58]。

繰り返しますが、その中でも集団によるサポートとユーモアは、ともにストレス状況下で互いに支えあうために、価値あるものとしてとらえられています[58]。救命する側の心の援助も重要であり、PTSDの予防としての「ディブリーフィング」の重要性が問われています。

第四節　他の障害との関連

「トラウマ」の概念は広いのですが、PTSDの「みたて」として、「トラウマ」による症状、PTSDに類似した症状の意味を理解しておくことは、必須の条件といえるでしょう。

PTSDと似て非なる症状に、「パニック障害（発作）」があります。パニック障害は、身体反応が中心であり、持続時間も短く、突発的に発生するものです。PTSDとの大きな違いは、生命を脅かすような状況を体験したことはない（PTSDのように、外傷体験がない）という点でしょう。また「心因反応」は、ある原因（心因）に対して発症するものです。従って、原因を解決することにより、症状が消失する点でPTSDとは異なります（PTSDの場合、原因追求をすると、かえって症状を悪化させてしまいます）。またPTSDは、「ヒステリー反応」のように、疾病利得的ではありません。十分な補償がなされても症状は残存します。

以下に、トラウマに関連した症状について述べることにしましょう。

(1) 解離性障害

解離性の症状は、PTSDや身体表現性症状、感情性症状にもしばしばみられます。最近のある調査では、解離性障害の約八〇%が、DSM—Ⅲ—R(2)のPTSDの診断基準に合致し、残りのほとんどの患者もPTSDの基準のいくつかを満たすとされました。さらにこれら患者のほとんどすべてに、幼少期における性的あるいは身体的虐待が見出されているといいます[77]。

社会適応に深刻な障害を招くような病的な解離症状には、解離性障害に典型的にみられる人格の交代や健忘だけでなく、鈍麻反応やフラッシュバック等のＰＴＳＤの主要症状を含むという見方もあります。事実、ＤＳＭ—Ⅳ[3]の作成段階ではＰＴＳＤが解離性障害に分類されるべきか否かの議論が存在したといわれています[16]。

このように解離という概念はいまだ未整理で識者の間でその理解や定義が異なっています。

(2) 身体化障害

反復されるトラウマはＰＴＳＤの身体症状を増強させるように思われます。いずれ彼らは、不眠、驚愕反応、焦燥感のみならず、その他多くの身体症状をも訴えるようになります。緊張性頭痛、胃腸症状、腹痛、背部痛、腰痛は極めて一般的です。また、振戦や息苦しさや嘔気も訴えることが多いといわれています[14]。

ダイアモンドは、ＰＴＳＤに頭痛が非常に多く見られる点を指摘しています[17]。

(3) パニック障害

種々の研究が、パニック障害とトラウマとの関連を示唆しています。パニック障害の症状が、PTSDにおけるフラッシュバックと現象的に類似する点など考えると、パニック障害は、無意識的な外傷的心理要因により引き起こされた一種のフラッシュバックではないかという仮説も成り立ちます。ただし先述したことに加え、同障害に関しては、トラウマという環境要因以外にも、種々の遺伝的、生物学的要因が注目されている点[28]を忘れてはなりません。

(4) 人格障害

いわゆる「境界例」とトラウマ、特にPTSDと関連した研究があります。例えば、カーンバーグ[68]の境界例理論において、トラウマはほぼ無視されています。これに対し、一九八〇年代後半の多数の患者における性的虐待の既往の報告があり、また最近は「PTSDと境界例は同じものか?」という議論もあります[73]。

特に慢性のPTSDについては、その記述的所見が境界性人格障害のそれと非常に類似する点が論じられています[121]。両者に共通する具体的な所見としては、情動の制御や衝動のコントロールの悪さ、現実検討の障害、対人関係の不安定さ、ストレスに対する耐性の低さ、焦燥感、抑うつ気分などであるといわれます。

このように境界性人格障害とPTSDとの関係、あるいはトラウマ体験が境界性人格障害の病因であるか否かについては議論が多く、現時点では、結論は出ていません。

(5) 多重人格障害

種々の文献がほぼ一貫して高率で外傷の既往を報告しているのが多重人格障害です。研究者の中には、多重人格は、慢性で重症のPTSDとして概念化できるという研究者もいます[117]。しかし、多重人格障害がPTSDと異なる点として、発病時期が早いことや、その心的外傷を体験する期間が長いという点があります[81]。

第五節　トラウマによる影響

(1) 症状の重症度と予後

ラファエル[110]によると、被災して一年以内は、被災者のおよそ三〇～四〇%が何らかの心理的障害をかかえており、二年目になると、その症状が長く続く人もいるといいます。人的災害によって強いショックや破壊をもたらされた被災者において、その三〇%以上に重度の病的レベルが持続しているともいわれます。

ただ、いくつかの研究において相反する報告がなされている要因は、データの解釈の相違によるだけではなく、対象、方法論、診断基準、災害の種類の相違等にもよるといわれます。より明確な罹病パターン評価のためには、死亡者数、心身症、精神保健問題、身体徴候、健康管理に関するコンサルテーションの活用状況、病院への入院、アルコールや薬物の使用などの調査が必要であり、現在、行なわれつつあります。その中でも精神保健問題に関しては、一連の様々な尺度を用いた体系的な研究が増えています。

ホロヴィッツら[52]は、圧倒的なストレスにさらされた後にPTSDに陥った人々の、症状の測定規準を詳細に作成しました。彼らは、人格障害の症状を有している人は、より重度な症状をあらわしたことを報告しています。

トラウマに対して、不健康な心理的反応が早期に出現した場合、これはPTSDの予測因子となり得ます。したがって、災害直後の精神状態を評価するスクリーニング検査の実施により、リスクの高いケースを同定することは可能です。これに加えて、以前の精神的機能障害の有無などの個人的リスク・ファクターや、災害によるストレッサーの強度などを組み合わせると、さらに確率の高い予測が可能となってくるといわれます。[126]

ＰＴＳＤの重症度に関しては、外傷のタイプ、その強さと期間、個人の病前性格、外傷時およびその後の社会環境が影響するといわれます。たとえば、人的被害の方が、自然災害より重症になる傾向がみられ、事件後の社会支援のありようが症状を緩和するというのです。[83]

あるＰＴＳＤのエピソードを経験した人は、別のＰＴＳＤのエピソードに陥る危険性は明らかに（有意に）高いようです。外傷にさらされるということは、非常に長い期間ののち、症状を生み、その症状は固定的で長引くといわれます。[114]

早期の治療的介入は、しばしば患者のＰＴＳＤ症状のエスカレーションを防ぐことになります。

(2) ストレス要因

災害体験がもつさまざまなストレス要因を、被災後の病的状態と並行して調べると、これらの要因が病態の発生やその程度にどのように関与しているかが判明されます。「脅威や喪失によるストレスの要因の強さと、その結果生じた病的反応の強さとの間に歴然たる相関関係がある」ことをまず留意すべきです。[109]

個人的な災難でも集団災害でも、支えとなるような継続的な人間関係と、その災害体験について気持ちを分かち合える機会の存在が、ストレスを緩和することになります。子どもの場合、家庭が機能していることと親側の適応と感情面での支えが、トラウマの体験とそれに伴う生活の変化への適応を促進するうえで重要であるといわれます[109]。

(3) 出現率と発症の時期

一九九〇年から一九九二年にかけて、米国の三四の州で実施された調査によると、生涯を通してのPTSDの出現率は、七・八%であると報告されています。また、PTSDを発症した六〇%の人々は、七二ヶ月後までには改善するといいます。一方、その時点、つまり六年後に改善していない場合、適切な治療をその後受けなければ、症状が遷延するということも示しています。

米国では、通常の災害や事故で半年後に一~四%[80]、ベトナム帰還兵一五六人のうち四〇%(最前線で戦ったコンバットほど発症)がPTSDに発症したといわれます。また、事故後の「精神的ショック」で裁判沙汰になっている場合、事情聴取、喚問などにより、フラッシュバックが生じ、通常の出現率の少なくとも約六倍(二三%)が

PTSDになるといわれます[6]。

グリーンら[31]は、バッファロークリーク崩壊の二年後に二〜一五歳の子どもを対象に調査を実施しました。結果、三七％にPTSDの疑いがありました。しかし、幼児たちの発症は稀であったといいます。ところがスクールバスのバスジャックでは、ほとんどの子どもが発症しています[120]。一九八八年のアルメニア地震の三〜六ヶ月後に七四％の子どもがPTSDにかかっていると報告しています。また、シャロンたちは、ハリケーンの三ヶ月後にPTSD反応インデックスによる自己評価調査を行なった結果、五％以上の子どもがPTSDの症状を有しており、女児の方が男児に比して多いと報告しています。先述しましたが、阪神・淡路大震災の約九ヶ月後の、文部省の調査では、震度六以上の地域で、PTSDの出現率は、男児で一二・五〜一八・二％、女児で一九・五〜二五・四％に、PTSDの症状が認められております。

このように、PTSDの出現率は、状況によっては五〇％以上の出現を見ることもあります。災害の種類と程度、調査時期、調査方法および対象者によって、結果は様々なのです。

PTSDの発症の時期は、直後の発症は少なく、災害や事故後、数週間から六ヶ月以内といわれていますが、それ以降、発症するケースもあります（発症遅延）。

ただ、ＰＴＳＤの特徴として精神科的治療の遅れが指摘されています。米国でも交通事故後のＰＴＳＤ被害者が精神科を訪れるまで、平均二九週を要しているといわれます。[11] 精神科受診が遅れるほど、治療からの脱落も増えます。その点、総合病院内の精神科の存在は重要だといえます。リエゾン―コンサルテーション（総合病院内の精神科によるコンサルテーション）五二九例のうち、四％にＰＴＳＤがみられ、うち、一番頻度が高いのは交通事故後のものであったといわれています。[10]

身体医も家族も、患者の症状が何に由来するのかわからず、ＰＴＳＤに苦悩する人間は、〝worse than death（死んだ方がましだ）〟と嘆き悲しむといいます。事故の犠牲者にされたという絶望感にうちひしがれる人間に、治療のルートもないという二重の苦しみを味わわせてはなりません。

年齢については、三三歳以上の妻帯者のコンバットに高い出現がみられたという報告もあります。夫・父親・兵士という二つ以上のアイデンティティのありようは、死への恐怖を煽るように思われます。

(4) 症状に影響を及ぼす心理的因子

客観的な状況の激しさよりも、本人の叙述する主観的意味づけ（実際の脅威よりも、

「知覚された脅威」）が重要であるといわれます。当の本人が、トラウマとなる出来事をどのように意味づけ、関係づけた脅威であったかが、非常に重要な意味をもつといいます。例えば、同じレイプでも、思いもよらぬ自宅で、絶体絶命の危機に遭遇すれば、PTSDに高頻度で結びつくのです。その他、安全なはずの横断歩道での交通事故、信頼していた隣人からの暴力行為などが契機になりやすいのです。一方、乳児のような周囲の状況に対する認知的発達が未熟な子どもの場合、PTSDに発症する可能性は低いでしょう。

また、「自分の意志による行動の制御がまったく不可能な状態」と「まったく予測不可能な突発的な災害、事故状況」の程度によって症状の重篤さは変わってきます。その当人が「いかなる状態でその状況を体験し、どのように受けとめたかという心理的意味」が症状に大きな影響を与えているのです。(125)

⑤被災前の諸要因

ホテルの空中回廊が崩壊して一一四人の死者と二〇〇人の負傷者が出た事故では、被災者だけでなく、惨事の目撃者や救急隊員にまで症状が及んだといわれます。(124) ヴェトナム帰還兵のPTSDでは、激烈な戦闘を体験した者ほど発症しやすく、残虐行為への参加・目撃が特に発症に結びついていると報告されています[29]。映画「ランボー」の主人公ジョン・ランボーのような屈強な人間でさえもPTSDに苦悩していることからもうかがえます。

犯罪の被害者を調べたキルパトリック[69]は、PTSD発症群と非発症群を比較し、前者には生命への脅威、身体損傷、完遂された性被害（レイプ）が有意に多かったことを立証しました。

ワトソン[122]によるヴェトナム帰還兵PTSD患者の病前調査では、病前の行動異常が戦争を引き金にPTSDに発展したとする見解を否定しています。また召集前の社会適応や犯罪歴、軍隊内での適応においても有意差は出ていません。

ベル[6]は、北アイルランドで、暴力行為や人質などの事件後にPTSDを呈し、訴訟になっている事例を調査しています。「社会階層、職業的地位、宗教、子どもの数、精神科的家族歴、人生早期の親との離別、精神科的既往、病前の性格異常、夫婦関係、飲酒歴、勤務態度、知能水準など一二の条件」において有意差はなく、どんな人間がPTSDにかかるかを予測するのは困難であるとしました。一九八五年のメキシコ大地震後のPTSDでも、ほとんどの発症者はそれまで全く正常な生活を送っていたといいます[59]。

年齢的な要因については、ソロモン(113)が戦闘員のPTSD発症者に三三歳以上の既婚者が多いと報告しています。しかし、生活上、責任を感じなくてもすむ世代が、PTSDに無縁なわけではありません。子どもの例として、殺人や自殺の目撃、戦乱、近親姦などが契機となったPTSDが観察されています。スクールバスがバスジャックされ、生き埋めの危機にさらされた二五名の子どもの調査では、ほぼ一〇〇％がPTSDにかかっていました(120)。

以上のように、病前の社会適応の悪さや人格変倚にのみPTSDの原因をおく考え方は、確固たる根拠を得ていません。従って、この様な状況に陥った場合、誰もがPTSDになる可能性があり、病前の健康状態に有意差はないと報告されています。

(6) 被災者、被害者の心理的状況

PTSDの場合、主訴と症状に隔たりがみられます。訴えること（反復体験）が、フラッシュバックを煽り、症状を悪化させてしまうからです。従って、警察官等の取り調べによっては、「セカンドレイプ」が生じることもあります。

子どもの場合、寡黙的になります。場合によっては記憶喪失を伴っているかのようにみえることもあります。従って、来談が遅れ、治療ルートから脱落してしまうこと

も多いのです。

通常、精神科を訪れるまでに二九週（約七ヶ月後）を要すといいます。数年前のわが国の法律では、犯人（加害者）に対する告訴期間が六ヶ月と規定されていましたが、現在は解除されたようです。被害者（PTSD）は、告訴期間（六ヶ月）が過ぎてようやく受診することができるのです。そのため、現状では訴えることすら不可能という悲惨な状況になっているのです。

ケースによっては、災害被害者（PTSD）は、治療者に対して、「敵（加害者）か味方（援助者）か」という二者択一的態度をとる傾向があります。例えば、レイプされた人は、therapist（治療者）を"the rapist（強姦者）"とみなしかねないといいます。

被害者の心理的世界は、他人（対外的状況）のせいで自分の人生を台無しにされたという意識が生じやすくなっています。そのため、一方的で権威的な態度で接すると、疑心暗鬼の感情や敵意感情をもたれる場合があります。また、幸いに生き残ったものの、亡くなった人のことを思い、罪責感がわくこともあります。援助的接近においては、受容的で共感的なかかわりを一層重視すべきです。

(7)　配慮すべきこと

「被災者自らが苦痛や苦悩を自然に表明し、訴える場合を除いて」、マスコミの取材などにしばしば見られるような、執拗なインタビューは厳に慎むべきでしょう。今は触れられたくない心の傷を、更に深く傷つけることになるからです。

また、リサーチのみに視点を当てた一方的なアンケート調査も控えたいものです。生死をさまよい、ようやく救済されたサバイバーの体験を、ただ興味本位に聞き出すことなどは、あってはならないことです。

(8)　社会的・法的問題

ＰＴＳＤの多くは慢性化しやすい傾向があります。例えば、戦争捕虜や戦争体験者は、五〇年後の現在もその症状に苦しんでいます。また、法的係争は、ＰＴＳＤに苦悩する人間を矢面に立たせ、苦痛な過去の出来事を強制的に「再体験」させ、苛むといいます。ＰＴＳＤが法的な論議に持込まれた場合、よく問われるのが以下の点です。[87]

「病前のパーソナリティ」について、先述したように病前の健康状態に有意差はないと報告されています。ベトナム帰還兵の場合、徴兵をする前に、身体的、心理的諸検査を実施しており、ＰＴＳＤ群と非ＰＴＳＤ群において、発症前における要因に有意差はみられませんでした。ところが、ＰＴＳＤの症状をもつ人に対し、脆い卵のカラのようなエッグシェル・パーソナリティだと誤解する傾向があります。特に、ＰＴＳＤに苦しんでいる本人もそのように思ってしまう場合、ケアが非常に難しくなってしまいます。ＰＴＳＤは、「異常な状況」における「正常な反応」であり、誰もがＰＴＳＤを発症し得るのです[87]。

ところが、本人が健康を取り戻しても、周囲の理解が不十分である場合、「早く忘れなさい」「いつまで仕事を休んでいるの？」と追いつめてしまいがちです。本人のケアのみならず、彼らをとりまく周囲の人々へ、ＰＴＳＤについての理解を深めてもらうことが、最良のケアになるものと思われます[87]。

「事故と症状の因果関係」が判断困難になるのは、遅延性のＰＴＳＤや、発症後、受診するまでの期間が長過ぎる場合です。ＰＴＳＤの場合、トラウマ体験直後に発症しない（一ヶ月後の発症）こと、交通事故後の場合、平均二九週後に来談することから、その因果関係の判断は非常に難しいといわれます。また、トラウマの既往が報告されている多重人格障害（解離性同一性障害）、境界性人格障害、被虐待児症候群などとの異同も今後の課題になるでしょう。その本質はＰＴＳＤであるという仮説も否めません[87]。

「詐病」の疑いについては、ＰＴＳＤという症状の動揺性と解離症状の存在を知らないが故の誤解から生じます。ましてＰＴＳＤの死よりもつらい複雑な症状を長期にわたって故意に創出し得るとは考えられません。従って、ＰＴＳＤは詐病ではないと結論づけられます。疾病利得的でもありませんし、補償とも無関係[87]です。

「障害の程度の認定」について、身体的損傷と同様に、心理的損傷に対しても同等の価値観を考慮しなければなりません。目に見えないだけに、軽視されやすい[87]のです。

事例：豪雨災害

以下に、法的問題とＰＴＳＤについての事例を紹介してみます。

一九九三年、約百年に一度という大水害による事例です。ＪＲの機関士は、豪雨の最中、Ｒ駅で乗客を乗せた列車を緊急停車させました。彼は、土石流の危険を察知し、咄嗟の判断で乗客を降ろし、避難させたのです。そして、彼の機転が三五〇人の乗客を間一髪で救いました。ただ、たった一人の乗客が目の前で濁流に呑み込まれ、亡くなってしまったのです。翌日、彼は、乗客の命を救ったということで英雄になったのですが、彼の心の中は、たった一人を失ってしまったことの罪責感、無力感であふれていました。楽しみだった趣味もやめ、意欲をなくし、夜も眠れず、うなされる毎日が続いたそうです。三週間後、持病のぜんそくの治療中（いつもと全く変わらない治療であった）、気道閉鎖で亡くなってしまいました。残された家族は労災認定を求めましたが、災害直後の死ではないからと、当初は認められませんでした。しかし、わたくしはPTSD研究の立場から、過度のストレス状況にあれば、免疫抗体も低下し、通常、正常に効く薬に対しても過剰に反応することがあることなど、文献とコメントを添え、支援したところ、その数ヶ月後、彼の労災が認定されたことを新聞紙上で知りました。

事例：阪神・淡路大震災

次の事例は、一九九五年の阪神・淡路大震災の被災にあった中小企業の社長の例です。「被災後、父が人が変わったようになりました」と言ってそのご子息がわたくしの研究室に来談されました。様子をうかがうと、PTSDに発症していることが明らかになりました。そこで家族を通して、本人に間接的な支援をいたしました。しかしその後、PTSDが持病の心臓病を悪化させる結果となり、亡くなってしまいました。彼の死は震災直後ではありませんでしたが、震災後のPTSDとして労災関連死に認められたとのことでした。

事例：実兄によるインセスト

最後に、人的災害による事例を紹介します。少女時代に実兄からインセスト（性的虐待）を受けた女性が、氏変更の裁判をおこしました。というのも結婚すれば、「氏」は変わりますが、結婚生活に伴う夫婦生活があの忌まわしい出来事を思い出してしまうからです。離婚すれば、実兄と同じ氏（姓名）を使わなければなりません（再びあの忌まわしい出来事が甦るのです）。そこで彼女は、氏を変える裁判を起こしました。臨床心理士のMさんとわたくしは、日米の専門家とともに、意見書と文献による支援をいたしました。その結果、日本の法律では99％不可能といわれた氏（姓名）変更が認められました。彼女は、名前を変え、あの忌まわしい出来事から解き放たれ、自分らしい生き方を確立することができたのです。

第三章

「ＰＴＳＤ」とは

第一節　診断基準の変遷

戦争神経症の研究が進んだ結果、一九五二年、アメリカ精神医学会の診断基準（DSM—I）に「重度ストレス反応」の項目がたてられました。それまでの、病前性格や幼少時の体験を重視する「神経症理論とは一応離れて、自我の耐え難い体験と、ストレス状態に注目」し、診断項目が新しく作られました。

しかしその後、アメリカはしばらく戦争のない平和な時代が続き、一九六八年の改訂診断基準（DSM—II）では、「重度ストレス反応」の項目は消えてしまいました。その後、ヴェトナム戦争の帰還兵に、今日までに致る多数のヴェトナム戦争神経症が出現するようになり、一九八〇年の改訂診断基準（DSM—III）[1]で「心的外傷後ストレス障害」として復活したといわれます。[9]現在では、WHO（世界保健機関）による、国際疾患分類の一九九二年改訂（ICD—10）にも同名で登録されています。[127]いずれも、「不安障害」「ストレス障害」に位置づけられています。

PTSD研究が、米国のヴェトナム戦争の経験をもとに展開されてきたのは周知のことです。一九七八年に出版されたフィグリー編集による「ヴェトナム帰還兵におけるストレス障害」と題する著書を契機に、一気にＰＴＳＤの概念が結実していったと考えられています。ＤＳＭにおいては、根本的な改訂はみられませんが、心的外傷の概念が広がるにつれて、記載は少しずつ詳細になっています(3)。ＤＳＭ―Ⅳは、年少者の場合のガイドラインが付記された点が親切になっています(104)。

第二節　ＰＴＳＤの診断

ＰＴＳＤの診断や治療はかなり難しいと、多くの研究者は述べています(8)。

まず第一点として、ＰＴＳＤに苦しむ人間は、心的外傷をもたらした出来事について表明したがらないことがあげられます。自分のトラウマに対する反応を詳細に報告することは、非常に困難だからです。つまり、比較的長期間の記憶喪失と、記憶の再生に対する防衛機制が生じるのです。また、被害者のなかには、聴取しようとする臨床家の動機に対する不信感がみうけられます。サポーターがリサーチャーに化すことは、厳重に戒めるべきことであり、「ＰＴＳＤ探し」は決して行なわれてはなりません。臨床家がＰＴＳＤを認知していること（きづき）が大切であり、その「きづき」の有無により、かかわりのありようが異なってくることを十分に認識しておく必要があります。

診断の難しさの第二点に、PTSDは、二次的障害（たとえば、アルコール依存症、薬物中毒など）によって隠蔽されていることがあります。アルコールに依存せざるを得ない、いたたまれない気持ちからアルコール依存症へと傾いていくのです。すなわち、「癒し」のための「依存」が生じることになるのです。

このように診断が困難であることから誤診が行われると、治療方法も不適当にならざるを得なくなります。仮に、PTSDを誤診すると、臨床像は、多くの場合、改善されないか、もしくは悪化すると言われます。[8] 被害者の苦悩を受けとめ、理解し、PTSDを正確に把握することは、治療のための必要不可欠の条件です。

第三節　PTSDの症状

PTSD診断基準には、1CD―10[127]（一九九二）もありますが、ここではDSM―Ⅳ[3]（一九九四）によるPTSDの症状を、表四に紹介します。

DSM―Ⅳの診断基準は、A～Dの症状群として記載されています。これら四つの症状のグループは、PTSDのもつ四つの特徴をそれぞれ表しているといえましょう。

表4 外傷後ストレス障害

A. 患者は、以下の2つが共に認められる外傷的な出来事に暴露されたことがある。
(1)実際にまたは危うく死ぬまたは重傷を負うような出来事を、1度または数度、または自分あるいは他人の身体の保全に迫る危険を、患者が体験し、目撃し、または直面した。
(2)患者の反応は強い恐怖、無力感または戦慄に関するものである。
注：子供の場合はむしろ、まとまりのないまたは興奮した行動によって表現されることがある。
B. 外傷的な出来事が、以下の1つ（またはそれ以上）の形で再体験され続けている。
(1)出来事の反復的で侵入的で苦痛な想起で、それは心像、思考、または知覚を含む。
注:小さい子供の場合、外傷の主題または側面を表現する遊びを繰り返すことがある。
(2)出来事についての反復的で苦痛な夢。
注：子供の場合は、はっきりとした内容のない恐ろしい夢であることがある。
(3)外傷的な出来事が再び起こっているかのように行動したり感じたりする（その体験を再体験する感覚、錯覚、幻覚、および解離性フラッシュバックのエピソードを含む)。
注：小さい子供の場合、外傷特異的な再演が行われることがある。
(4)外傷的出来事の1つの側面を象徴し、または類似している内的または外的きっかけに暴露された場合に生じる、強い心理的苦痛。
(5)外傷的出来事の1つの側面を象徴し、または類似している内的または外的きっかけに暴露された場合の生理学的反応性。
C. 以下の3つ（またはそれ以上）によって示される、(外傷以前には存在していなかった）外傷と関連した刺激の持続的回避と、全般的反応性の麻痺。
(1)外傷と関連した思考、感情または会話を回避しようとする努力。
(2)外傷を想起させる活動、場所または人物を避けようとする努力。
(3)外傷の重要な側面の想起不能。
(4)重要な活動への関心または参加の著しい減退。
(5)他の人から孤立している、または疎遠になっているという感覚。
(6)感情の範囲の縮小（例:愛の感情を持つことができない)。
(7)未来が短縮した感覚（例:仕事、結婚、子供、または正常な一生を期待しない)。
D. (外傷以前には存在していなかった）持続的な覚醒亢進症状で、以下の2つ（またはそれ以上）によって示される。
(1)入眠または睡眠維持の困難
(2)易刺激性または怒りの爆発
(3)集中困難
(4)過度の警戒心
(5)過剰な驚愕反応
E. 障害（基準B, C, およびDの症状）の持続期間が1ヵ月以上。
F. 障害は、臨床的に著しい苦痛または、社会的、職業的または他の重要な領域における機能の障害を引き起こしている。

「DSM－Ⅳ、精神疾患の分類と診断の手引き」、医学書院、東京、1995、pp169－170より引用まず、A領域は、症状を誘発するようなトラウマ体験の存在に関するものであり、同障害が診断されるための必要条件であるといえます。そしてそれが客観的にみてトラウマとなる体験であることと同時に、主観的にも外傷として体験されることを条件としている点に注目すべきでしょう。またB領域は、外傷の再体験による、急性症状ないしフラッシュバックについて表わしたものです。C領域はいわゆる鈍麻反応であり、外界からの刺激に対する反応性がむしろ低下した状態を表します。また、D領域はそれとは裏腹に慢性的な反応性の亢進について述べられています。

(1) A領域：発症の契機

A領域は、避け難い、予期せぬ出来事に遭うことを意味します。すなわち、人間の生命、存在に重篤な危機感情を及ぼすすべての現象が症状発生の引き金になる可能性をもつと言われています。例えば、自然災害（地震、洪水、土石流など）、戦争、誘拐、暴力、極端ないじめ、性被害、交通事故、火災などの他、様々な家庭内の不遇な事件、SIDS（Sudden Infant Death Syndrome）による両親のショック、性的虐待やそれらの目撃、ハイジャック、収容所体験などです。表中に、「体験し、目撃し、または直面した」とありますが、これは、先述したように、救援隊の側もPTSDに罹患することを意味し、CIS（Critical Incident Stress）とよばれるものです。

(2) B領域：再体験

外傷的な出来事を持続的に「再体験」するということは、想起したくないのに繰り返し思い出される「侵入的な再体験」を意味し、相当な苦痛（忘れようにも忘れられない苦痛）を伴う症状です。例えば、自宅前を走るトラックの振動に、「地震だ！」と驚愕したり、土石流にのみこまれた子どもは、五月雨にすら「土石流が発生する！」と恐怖におののいてしまいます。冷や汗が出たり、動悸が激しくなるなど体も反応します。特に子どもの場合、トラウマとなった出来事に関する遊びを繰り返したり、悪夢をみて、夜中に目を覚ますこともあります。従ってトラウマ体験を、無理に忘れさせようとしたり、表明させたり、表現させたりすることはたいへん危険です。例えば、欧米の精神文化に基づく治療技法（出来事について絵をかかせたり、作文を書かせたりすること）を、直訳的に日本に持ち込んだ場合、症状を悪化させる危険性があります（例えば、米国は自己表明を明確にする国ですが、日本は「もの言わずして語る」文化です。無理に表明「させる」のは、日本人の精神文化に馴染まないように思われます。本人自らの自己表明を大切にしたいものです）。

このようにB領域は、想起したくないのに繰り返し思い出される苦痛を意味します。些細なことをきっかけに、フラッシュバック（よみがえり現象）[45]に苛まれ、被害者は苦しむのです。

(3) C領域：回避と感情の麻痺

外傷に関連した刺激状況を意識的、無意識的に「回避」したり、「感情が麻痺」したりします。「出来事」を無意識的に避けている（防衛反応）ことが多く、無理に表現させることは、傷口をナイフでえぐるようなものです。また、トラウマ体験の想起不能という現象が生じることもあります。特に、裁判沙汰になると、事件・事故との因果関係を厳しく追及され、窮地に追込まれることもあります。

その他、内閉的状況に陥り、対人的、社会的に孤立したり、また、離人体験などが生じ、ゆたかな生き生きとした感情が麻痺する場合があります（恐怖感情を麻痺させると同時に、快的感情も麻痺するのです）。同時に未来も、短縮し、「生きる意味」も喪失的になりやすいといえます。

(4) D領域：覚醒亢進（神経過敏）

神経が興奮した状態になり、些細なことに敏感に反応し、集中力の困難、睡眠障害、怒りの爆発、いわれのない攻撃、過度の警戒心、驚愕反応などが出現します。例えば、自然災害（地震）を体験した子どもの場合、「一人で暗い部屋に行けない」「トイレのドアを締めて用をたせない」ことがあります。また、大人の場合、人格がすっかり変わり、別人になったような印象を受けることがあります。しかし、ＰＴＳＤの人間は、「死よりも辛い状況（worse than death）」の中で、もがき苦しんでいることを、周囲は十分に理解しておく必要があります。

神経がピリピリし、イライラした感じで攻撃的になるため、周りの人間は、当人の人格がすっかり変わり、別人になったような印象を受けることもあります。それだけ心の傷は深いといったことを理解しようとする、受けとめる側の心のゆとりも大切です。

これらＢ、Ｃ、Ｄの症状は、心理学的な立場から「防衛機制」として説明できます[87]。その一つは「反復」による不安の克服です。例えば、子どもたちにみられる地震ごっこ等です。二つ目に、「否認」による脅威の回避ですが、この場合、「知らない、忘れました」という本人の回避が、周囲になかなか認められないことがあります。三つ目は「転換・身体化」によるストレスの発散です。

ＰＴＳＤをより正確に把握するためには、「身体症状」を観察する必要があります。とくに、頭痛が多くみられます。その他、疼痛（体の節々が痛むなど）、睡眠障害、易刺激性、挑発されないのに生じる攻撃性、対人関係における引きこもり、抑うつ、自殺念慮、自殺企図などがみられ、十分な注意と配慮が必要になります。また、症状は変動しやすいため、見逃されやすいようです。たとえば、イラク・クウェート戦争の退役軍人の両親は、「いい子だったわが子が、人格が変わり、攻撃心のつよい悪い子になった」と述べています。イライラして眠れず、ひきこもりや孤立感などからアルコールに依存せざるをえないこともあります。仮設住宅で、アルコール依存症の災害被害者が多いというのは、その背景にＰＴＳＤが考えられるのです。

ＰＴＳＤの「みたて」にあたっては、適切で極めて慎重な面接が重要です。特に、ＰＴＳＤに理解のない周囲によって根掘り葉掘り聞き出されると、トラウマ体験を強化するため、症状を表明することに強い抵抗を生じることになります。従って、アンケート調査等を実施する際も、慎重に配慮し、ＰＴＳＤの心理的意味を十分に理解しておく必要があります。

例えば、性被害（レイプ）の犠牲者が特にそうであり、羞恥心に加え、訴えること自体が反復体験を強化するため、症状と病歴を語りたがりません。診断にあたっては適切で極めて慎重な面接が重要であり、通り一遍の面接ではその徴候も見逃されやすいのです。

(5) 症候学的な特徴

症候学的な特徴として、岡野は、以下の二点を挙げています。[101]

①二相性の反応

これは、ＤＳＭ―Ⅳ[3]のＣ、Ｄ領域によって表される症状の背理性ないしは二面性です。外傷を体験した後に現れる知覚過敏性と鈍麻反応という二つの相反する症状は、外傷性の障害を理解するうえで、非常に重要な決め手となります。

このうち、知覚過敏性は、易刺激性、焦燥、興奮、爆発的な感情表出、驚愕反応、そして侵襲的な回想によって表されます。それに比べて鈍麻反応では、感情狭窄、孤立傾向、家族や社会からの撤退、そして享楽不能（何事にも楽しめないこと）がみられます。きわめて対照的なこれらの症状が同一の患者のなかで交互にみられることが、患者の臨床像をより複雑なものにしています。またこれらの二相性の反応は、ロールシャッハ・テスト[46]などの投映法の心理検査にも現れるとされます。すなわちPTSDの人間の応答は、情緒的な狭窄を示すか、あるいは外傷体験そのものに直接関連したものを表すかのどちらかに偏っており、それは被害にあった人が象徴化や空想を用いたり、昇華により情緒的な反応を制御したりすることが困難であることを示しています。

以上の二相性の反応には互いに防衛的な関係が成り立っていると考えられます。トラウマ体験の再現としての侵襲的反応は、きわめて微細な外的刺激（物音、ポスターや映画の特定の場面、虐待者に似た顔の人など）ないし内的刺激（夢、空想、自生的なイメージや記憶の想起など）により触発され、時には当人自身にも何がその引き金になったかわからないこともあります。そのために患者は外的な刺激をできるだけ避け、周囲に無関心を装い、対人交渉を極力絶とうとします。そして、この後者の試みが鈍麻反応や社会的な引きこもりとして観察されるのです。

②解離現象および転換症状

トラウマ体験は、しばしば病的な解離現象を引き起こすことが知られています。これは外傷的なストレスにさらされた場合、それが通常の防衛機制を用いて自己の体験へと統合することが難しいために、解離および転換の機制が動員されやすいからです。この解離現象は、先述の二相性の反応のいずれにも深く関連しています。すなわち、解離症状の大部分を解離性症状のもつさまざまな種類ないしは側面とみなすこともできます。それらはフラッシュバックなどのはなはだしい病像を呈することもあれば、感情狭窄や孤立傾向として表現されることもあります。これらの解離症状はいずれも外傷により自我の統合機能が損なわれた結果、異なる自我状態が断片的に出現する状態と考えることができます。また外傷を契機として種々の身体化症状や転換症状も生じることが報告されています。これらの身体化症状もまた、通常の記憶へと統合することが困難なトラウマ体験が、身体レベルで記憶されたものと解釈することができ、その意味では解離性の症状とみなすことができます。

(6) 子どものPTSD症状

乳幼児期、児童期、思春期においては、発達課題の問題もあり、大人とは少し表現を変えてあらわれるようです。

発達段階的には、まず、児童期にみられるPTSDの行動特徴として、退行現象（赤ちゃん返り）があげられます。これは、安心感を得るための行動であり、一時的な行為です。周りの大人たち（両親、担任教師、養護教諭など）がゆったりとした気持ちで接することが大切です。また、子ども自身が「楽しみ」にできるような計画をたてることも、明るい未来を展望するきっかけにもなると思われます。その他、イライラ、乱暴な言動、夜泣き、悪夢、睡眠障害、暗い所を怖がる、学校や友達への興味の低下（登校しぶり）、成績の低下、集中力の低下、身体症状（頭痛、腹痛など）の執拗な訴え、物音への過剰反応などがみられます。身体症状に関しては、医師（学校医）や養護教諭との連携が必要不可欠です。

思春期・青年期前期にみられるＰＴＳＤの行動特徴は、まず、友人の反応に非常に敏感になることです。その他、睡眠障害、食欲の変化（減退や増加）、無責任、非協力的、反抗的、集中力の低下、成績の低下、引きこもり、身体症状（頭痛、腹痛など）がみられます。このような場合は、興味のある活動に参加しやすい環境を整えたり、積極的にかかわれるような配慮が大切になります。

ロンドン大学精神医学研究所のユールら[131]によると、八～一八歳にみられるＰＴＳＤの症状を、次のように述べています。

① 外傷を再体験する

② 外傷体験について想起することを回避する

・両親と話をしなくなる

・友人と話をしなくなる

・短縮された未来と価値基準の変化

・罪への自責心

③ 不安と覚醒の亢進

・集中困難　・睡眠障害　・分離困難　・記憶障害

・危険なことに対する過度の警戒心

・恐怖　・易刺激的　・抑うつ　・死別反応　・不安とパニック

トラウマとなる体験を受けたかどうかを知るためには、子どもが実際にどのようにそれを経験したかをよく理解しておく必要があります。トラウマとなる体験の中には、その後に、さらにトラウマ体験を重ねてしまう危険性の高いものもあります。その原因となるのは、裁判などの法制度とかかわることや、マスメディアから無神経な取材を受けること、家族が過剰反応してしまうことなどです。子どもは、依存し、信頼している人たちの反応から、自分のトラウマの意味を知るという特徴があり、その意味づけは、後々まで残るといわれます。

また、トラウマとなる体験に対する反応は、外見上、わかりにくいことが多いようです。それほどひどくないトラウマ体験に、強い反応を示す子どももいれば、ひどいトラウマ体験にも一見穏やかな反応しか示さない子どももいるからです。

ＰＴＳＤに苦悩する人間を援助し、彼らの未来が開かれるためには、多くの専門家の連携とＰＴＳＤに対する「きづき」が必要不可欠になります。

第四章

「ＰＴＳＤ」のカウンセリング～ポスト・トラウマティック・カウンセリング～

カウンセリング（心理療法）とは、人間が自己実現的に生きることを援助することであり、あるいはその援助の方法を指します。究極的には、心傷ついた人間、悩める人間が、自己決定、自己選択的に、自分の生きる意味を確立していくことにあります。その病める人間、悩める人間（クライエント）が、カウンセラーとの出会い的状況の中で、自己への気づきをもち、その自己を受容し、自己一致的に生きていくとき、カウンセリングは終結を迎えます。クライエントの自己洞察、自己受容、自己一致の促進は、カウンセラーの受容性、共感性、純粋性と密接な関係をもっています。

両者は、相互に変化、変容していく存在であり、カウンセラーがクライエントを変えるのではなく、クライエントはカウンセラーとの出会い的関係の中で、自己成長、自己治療を促進していく存在であるといえるでしょう。

特に、人間学的心理療法に立脚するカウンセリングにおいて、その治療仮説は、「人間とはその個人なりの独自性をもち、自らの自由意志で決定し、人生の生きる意味を積極的に内側から方向づけながら自己実現的に存在するもの」ととらえます。人間の症状とは、このような自発的、主体的、独自的な人間本来の生き方が阻害された結果、無目的で無意味的となり、自己喪失的状態として意味表現されるものです。人間はすべて自己実現傾向（潜在的可能性の発現・今よりも、もっとよりよく生きたいという人間の内在的、根元的、基本的欲求）をもっており、その実現傾向が歪められ、弱められる時、心を病み、悩む存在となります。

治療的接近としては、特別な治療技法を重視するというよりも、クライエントに対するカウンセラーの人間的なあたたかさや誠実さ、受容性と共感性が重要な意味をもってきます。クライエントという人間は、あるがままのカウンセラーとの出会いの中で、次第に自己への気づきをもち、そのような自己を受容し、自己の生きる意味を確立しはじめ、自己決定的に行動するようになるのです[35]。

カウンセリングの基本条件

クライエントが自己実現に向かう道をたどるためには、第一の条件として、カウンセラーとクライエントの間に、「ラポール（あたたかく受容的な相互的信頼関係）」形成が必要となります。ラポール形成のためには、まず、無条件の積極的関心、受容が基礎となります。人間が積極的に自分の人生を生きていけるようになるのは、自分も他人も受容できる時です。カウンセラーがクライエントの経験をその人のものとして、無条件にあたたかく受容しているとき、クライエントはその関係の中で自分をみつめることができます。「無条件」というとき、それは、クライエントの表現する否定的感情（敵意、攻撃、失敗、悲しみなど）はもちろん、肯定的感情（よろこび、自信など）をも、ともに分かち合おうとすることです[35]。

第二の条件は、「共感的態度」です。それは知的、理論的に解釈することではなく、また、カウンセラーが自分流に感じることでもなく、クライエント自身の心、気持ちをそのままともに経験しようとすることです。カウンセラーの共感的態度によって、クライエントは自分が尊敬され、受容されていると感じ、その体験により、さらに自分の問題に直面していく力を得るのです[35]。

第三の条件は、純粋さ、あるいは「自己一致」と呼ばれているものです。今、ここに在る経験にカウンセラーが開かれているということです。自分が表現していることと内的に経験していることが一致しているということです。カウセンラーが透明であるがままの、開かれた態度でクライエントの前にある時、クライエントはそこから成長していくといえます[35]。

以上、三つの条件を満たすためには、クライエントが表現しようとしていることを、いかに「傾聴」するかにかかっています。ことばで表現された内容はもちろんのこと、ことば以外（たとえば、声の調子、顔の表情など）で表されているものを感じとり、クライエントが表現しようとしていることを全身をあげて聴くことにより、信頼的関係が促進されていくのです[35]。

逆に、クライエントへの命令、禁止、忠告、勇気づけなどは信頼的関係を妨害するだけでなく、カウンセリング関係を成立させ得ないことになります。

第一節　ポスト・トラウマティック・カウンセリングとは

癒しの根本は自己治癒にあります。しかし、この場合の「自己」という言葉に注目する必要があります。外傷はその本人（自己）の治癒力によって治っていくのですが、それは、その本人が何かをすることによって治るのではありません。それを誤解するとかさぶたを早くとりすぎて、また出血するようなことになってしまいます。自己治癒の「自己」とは、自分の知らない自己であり、自分の知らないうちに作用しているところに特徴があります。これは「操作」ということと全くの対極にあります[63]。

近代の科学技術の特徴は、人間がいかに他を操作することによって、快適で便利な生活を可能にするか、という点にあります。その結果、たいへんな成功を収めてきました。近代人はこの思考法にとらわれすぎているように思われます。したがって、単純なトラウマ論は、あたかも操作できるかのようにみえます。軽症の場合は、これに準拠できるという安心感が作用して、ある程度の効果をあげることができます[63]。

しかし、困難な場合は、「原因」がわかったとしても、対処しようがないのです。PTSDの場合は、一応「原因」はわかっていますが、だからといって症状が消えるわけではありません。そこに癒しが生じるためには、生じやすい状況をつくって待つことが大切です。とはいうものの、何もせず待つ、ということはきわめて難しいのです。したがって、何か有用のごとく見えながら、「操作」とは無関係のことをしているとか、自然のはたらきにまかせるようなことをするのがよい、ということになります[63]。

PTSDは、ストレスやトラウマの存在やその性質を確認ないし同定できる場合はそれだけ有効な介入も可能となります。またその初期の介入の仕方によっては、それが長期の障害につながるような事態を避けることにもつながります。一般にトラウマが生じた直後には、トラウマそのものが長期的にどのような影響を与えるかについてはまだ流動的です。すなわちその体験について傾聴し、理解と共感を示し、心の傷を癒す作業により、そのトラウマ体験が永続的な形で心に瘢痕を残すことを防ぐ可能性があるのです[101]。

急性の外傷のもつこのような性質から、初期の治療の原則は、安全な治療環境を提供し、そのなかでトラウマとなった記憶を自我へと統合するよう試みることです。それらの介入全体が支持的精神療法の一つと考えられますが、その具体的な手段としていくつかが考えられます。それらは除反応、脱感作療法、催眠などです[101]。

　このうち除反応とは、十分に意識化されずにいるトラウマの記憶について、その情動を表現、解放しつつ想起することです。ですから除反応を、あたかも体内に溜まっている膿を出すことで症状が改善するといったモデルになぞらえることには問題があります。むしろ安全な治療環境を与えられたうえで、徐々に体験を想起し、それにまつわる情動を扱える量だけ表現、解放していく、という形でのみ除反応は治療的意義をもつと考えるべきです。実際にはトラウマとなる記憶の想起とともに激しい感情表出がみられたとしても、それでクライエントがそのトラウマ体験から解放されるとはいえません。むしろそのような体験を繰り返しながら、いっこうに症状が改善されない場合には、それは除反応というよりも、繰り返しフラッシュバックが起きてしまっていると考えるべきであり、治療的に有害ともなります。自発的にフラッシュバックを起こしてしまった場合の処置としては、むしろそれをできるだけ早くいとめるための手段を用いることが大切です[101]。

　脱感作療法は、そのトラウマとなった場所に立ち戻ったり、それに関する写真や記事を見せるなどの試みや、イメージ療法などにより、トラウマとなった状況をイメージによって再体験することを繰り返すことで、トラウマに対する反応を軽減することを目的にしています。しかしこのような試みは、それが安全に行われ、治療効果をあげていることを十分に確認しつつ行わなくてはならず、その治療上の心構えは先述の除反応に関するものと同様です[101]。

その他の具体的な治療的介入としては、患者に対する教育（外傷性の障害のもつ性質や治療経過についての説明を行う）ないしは、リラクゼーションの具体的な方法を指示する、などが含まれます[101]。

トラウマとは瞬間冷凍された体験です。そして冷凍されているがゆえに、心はその体験を過去のものとすることができず、いつまでも「新鮮」なままで抱えることになります。いわば「現在に生き続ける過去」として、その人のさまざまな心理的な機能に影響を与え続けているのです。トラウマを癒すということは、その凍りついた体験を解凍し、従来の認知的枠組みの中に消化吸収していくことだと考えられます[96]。

ジョンソンは、トラウマを消化吸収していくプロセスを三つのRであらわしています。三つのRとは、Reexperience（再体験）、Release（解放）、そしてReintegration（再統合）の頭文字をとったものです[96]。

最初のＲである「再体験」とは、トラウマとなった経験を心の中でよみがえらせることをいいます。これは、トラウマが認知的な枠組みに消化吸収されるためには、まず凍りついたトラウマを溶かして、それを再度、心の中で体験しなければならないという考えによります。こうした考えは、ＰＴＳＤの反復侵入性の症状を、心がその体験を消化吸収しようとする試みのあらわれだとする理解に基づいたものだといえましょう。心がトラウマを消化吸収していくためには、凍結することでいったんは意識の外に置いてしまった体験を、意識がもう一度取り戻さなければならないのです。トラウマに対する伝統的なアプローチは、基本的にこの再体験のプロセスを重視する傾向があります。ただし、この再体験というプロセスが、その本人にとっては非常に苦痛なものであり、場合によっては耐え難い経験となってしまう可能性もあります。しかし、基本的には、トラウマの消化吸収のためには再体験が必要であると考えられているのです。とはいえ、もともとトラウマとなった体験があまりにも苦痛なものであるがゆえに瞬間冷凍されてしまったことを考えると、ただ単に体験を繰り返すだけで、心がその出来事に耐えて消化吸収できるようになるとは考えられません。そこで必要になるのが、次のＲ、つまり「解放」です[96]。

解凍された体験は、実に多くのものを含んでいます。再体験のプロセスにおいて、そのときに見たものの視覚的なイメージ、聞いた声や周囲のさまざまな音、かいだ臭い、身体のあちこちが感じた体感、そして強い恐怖心や無力感などがありありと戻ってくることも珍しくありません。その最たるものがフラッシュバックであり、心理療法の最中にフラッシュバックを起こしてしまう人もいます。トラウマとなる出来事を体験したとき、これらの体験のさまざまな側面があまりにも圧倒的なものであったがために、心は自らを守ろうとしてそれらを凍りつかせたのです。したがって解凍されてよみがえってくるこれらの体験の諸相をそのままにしていたのでは、心は再び凍らせてしまおうとするかもしれません。そこで必要となるのが、よみがえってきたさまざまな感覚や感情を、心の中にとどめておくのではなく、外に向かって解き放つことです。トラウマとなったもともとの体験の際、恐怖や無力感のためになされえなかったこの解放という作業が、ここでは非常に重要な意味をもってきます。トラウマというかたまりの中に閉じこめられていたさまざまなイメージや感情、感覚を解き放っていくことで、次第に心はその事実を受け入れることが可能になってきます。(96)

「再体験」と、それにつづく「解放」というプロセスの次に必要なのが、三つ目のR、つまり「再統合」です。再統合とは、トラウマとなった体験を意識の中に取り戻し、それを自己の中に再度組み込んで構造化し直すことをいいます。トラウマとなった体験は、非常に苦痛であると同時に、ある意味では自分にとって重要な体験でもあります。それがトラウマでありつづける限り、その重要な体験を排除したかたちで自分というものが存在することになります。したがって、トラウマが解凍され、意識に戻ってきた段階で、その体験を自分の中に再統合しなければならなくなります。再統合という作業は、トラウマとなった出来事を自分の歴史の適切な場所に位置づけようとすること、あるいは、ヴァン・デア・コークの言葉を借りれば、「トラウマとなっった体験を自分の過去の物語とすること」なのです(96)。

また、ハーマン(34)は、回復の展開を三段階に分けて説明しています。第一段階の中心課題は安全の確立です。第二段階の中心課題は想起と服喪追悼です。第三段階の中心課題は通常生活との再統合です。

ＰＴＳＤは、複雑な障害であり、それに応じた治療が必要です。トラウマは人間の機能において生物学的な面から社会的な面まで全ての面をおかすものなので、その治療は総合的でなければなりません。回復が段階に分かれて進むからには、治療もそれぞれの段階に適切なものでなければなりません。あるクライエントのある段階に適切であった治療形態が、同じクライエントでも違う段階では無用であるばかりか有害でさえあるかもしれません。さらに、適切なタイミングの治療的介入でも、その段階に適切な治療条件に欠けるところがあれば成功しないでしょう。回復のどの段階でも、総合的な治療が、この障害に特有の生物学的、心理的、社会的要素のすべてに対して行われなければなりません。ＰＴＳＤにはこれ一発で効くという「魔法のくすり」はないのです[34]。

ソムニエル[115]も、ＰＴＳＤに対する精神療法を三段階に分けています。第一段階で実際に何が起こったかを詳細に調査します。次に事故後、抑えられていた感情を徐々に解放し、最後に現実を再構成するというものです。同時に社会的サポートも必要になります。エメリー[19]は、治療的関係を深めていく中で、防衛を和らげ、その後、「明確化や直面化」という解釈を行っています。

行動療法においては、リラクゼーションと組み合わせたフラッディング・セラピーが推奨されています[65]。この方法は、再体験症状や不安反応、睡眠障害には有効ですが、収縮感情や回避行動にはあまり効果がないといわれます[14]。いわゆる両刃の剣的側面があり、かえってフラッシュバックが生じ、症状を悪化させることもあります。

集団療法は、特にレイプ被害者や、アルコール依存症が合併したＰＴＳＤに用いられているようです。

その他、家族療法も工夫されています。その際、家族は援助者であるとともに犠牲者であるという二重性を有している点に留意する必要があります。また、事故の被害者だけでなく、その支援者への社会的な支持も忘れてはいけません。さらに、援助の際、被害にあった人々の文化的背景に対する配慮も必要です。

臨床家がＰＴＳＤを理解することで、「トラウマ」への介入のありようが明確になり、多くの災害被害者が救われていくことをここであえて主張しておきます。その介入のありようは、以下の如く、共通しているように思われます。

Happy and Positive life events（幸せで快的な出来事）は、ＰＴＳＤのケアに重要な役割を果たします。災害被害者本人にとって、楽しく、未来が展望できるような、積極的生き方ができるような出来事を日常生活の中で作ることが大切です。例えば、性被害（レイプ）にあった女性に対して、被害者が安心できる女性警察官が付き添うことや、帰宅した時には、誰かが必ず家にいるなど、被害者・被災者を孤立無援にすることなく、周りに安心感をつくりだすことが大切です。そのためには、法律的、行政的視点からの援助も必要不可欠となります。

以上、治療や援助のポイントを要約すると、次のようになります。(37)

(1) 実際にどのような災害や事故、事件的状況であったのかを、あらかじめ慎重に分析、

理解しておくことが大切です（本人から直接きくことは、想起や再体験になる危険性があります）

(2)次に、災害や事故後に抑制されていた感情を、受容的、共感的関係の中で解放することが大切です（カウンセリングによる自己表明の促進：本人が言いたくないことを無理に聞き出したり、表現させることは危険であり、本人自らの表明を待つことが大切です）

(3)最後に、現実を再構成し、被災者、被害者の未来に対する「生きる意味の確立」を促すことが大切です（本人の未来が明るく展望できるような精神的、経済的、環境的配慮などが確約されていることが大切です）

次に、ポスト・トラウマティック・カウンセリングの経過について、事例を通して述べてみたいと思います。

事例：ＰＴＳＤ（セクハラ・ストーカー被害）(85)

二〇歳代女性。独身。元来心身共に健康で明るい性格。やさしい両親のもとで育つ。雇主から、数ヶ月にわたり、密室で、性的関係を強要され、暴力、脅迫、ストーカー行為を受けました。退職後も、ストーカー行為は止まりませんでした。

半構造化面接により、PTSDが確認されました。再体験・二四時間つきまとわれ、監視されている感じがすると訴えていました。車の音やライト、男性の人影をみると、体が震え、頭痛や嘔吐を伴うことが、しばしばみられました。回避と感情の麻痺・〝一生つきまとってやる〟という言葉が脳裏から離れず、逃げようにも逃げられない状況にありました。友人からも愛想づかしされ、孤立してしまいました。喜怒哀楽も感じられなくなりました。覚醒亢進：睡眠障害、易怒性、集中力の低下、過度の警戒心、些細なことへの驚愕反応などがみられました。

心理検査（ロールシャッハ・テスト）を実施しました。この時、調停中でしたが、カウンセラーは、クライエントの非日常的世界での心理的受容・共感（心理療法）に徹しました。

週一回六〇分の心理療法を実施しました。心理療法（カウンセリング）は、女性の臨床心理士が担当し、心理療法の前後には、男性の私がさりげなくかかわることにしました。心理療法終了後、カウンセラーは、私のスーパーヴィジョンを受けるようにしました。

〈心理療法の経過〉（「　」はクライエントの、《　》はカウンセラーの言葉）

・第一期＃一〜＃一七：不安と恐怖の世界（＃は、回数）

「夜は夢に現れ、二四時間つきまとわれている感じ。誰も信じられない」と。私より、クライエントへＰＴＳＤについて伝えました。正常な反応であることに安堵されたようです。しかし、「怖くて、怖くてたまらない」と訴えていました。夜は、電気もつけられない毎日が続きました。食欲もなく、一日一〜二食の生活。自宅へ相手からの投げ文が届けられました。深夜も近くに来ている様子に、頭痛、腹痛、吐き気、震えが止まらなくなりました。症状が悪化しました。仮処分（クライエントに近づかない）の手続きが開始されました。弁護士の事情聴取に苦痛を感じていたことから、私から弁護士へ、ＰＴＳＤに関する文献を渡しました。また、県警とも連携をとりました。相手が絶対来ないと思われる場所へは、出かけられるようになりました。将来への志向性が芽生えてきました。「また相手がやってきました。証拠をとれば逮捕できるのに、怖くて震える」と怖さはぬぐえませんでした。その後、下痢、吐き気が続きました。相手に対する怒りの感情が表明され、それにともない彩りのある感情が少しずつ戻りつつありました。イライラ感は残存。証拠不十分等で仮処分の申請が困難になりました。相変わらず不愉快な夢は続きましたが、一方ではプラス思考の気持ちが生まれ、集中力も戻りつつありました。相手の勤務時間帯は、外出できるようになりました。ニュースで報道されたストーカー殺人事件の報道により、フラッシュバックが増強しました。また、相手は相変わらず自宅近辺に現れるため、民事裁判を決意しました。「早く安心したい」とのことでした。この頃になると、数時間は自宅の電気をつけられるようになりました。《少しずつですが、クライエントの興味や関心に広がりを感じます。クライエントの心の中にわいてくる、こころよい気持ちを大切にしたい》

・第二期＃一八〜＃二七：トラウマ体験との対峙

二週間に一回四〇分のカウンセリングに再契約しました。民事裁判が開始されましした。「出来事についてまとめたり、話をしなければならないのはつらいのですが、自分を試してみようと思います」と表明しました。しかし、裁判が近づくにつれ、嘔吐、下痢、食欲不振、胃痛がみられました。クライエントは証拠収集のため、すこしやつれた感じでした。しかし、「アルバイトでもしようかと思います。このままですと、家の中にずっと閉じこもってしまいそうなので……ここ（カウンセリング）に来ると、ホッとします」と明るい表情で話されました。「雨のにおい、夜のしめりが〝あのこと〟を思い出させます」と。《記念日症候群といいます。安心感の積み重ねと時間が解決するもの》「一年経ってもこんな自分でいるのがくやしい」。裁判が始まり、相手の動きは止まった様子でした。しかし、証拠収集が本格的になり、否応なしに細事にわたり思い出さねばならず、フラッシュバックに苛まれました。クライエントから九割ほどの証拠が提出されましたが、相手は、真っ向から対立する姿勢でした。私からの意見書が必要になり、提出することになりました。

・第三期♯二八～♯三五：絶対的な安心感を求めて

「とにかく絶対近づかないという安心感がほしいのです。でも裁判ではこちらの主張に半信半疑」と、少しおびえている様子でした。「〝あのこと〟を全て覚えていることは今は役に立ちますが、記憶が消えないのがとてもつらいのです。先の見通しがつかず、不安になります。ともかくくやしい、なんとかしたいです」と。複雑な感情の葛藤が錯綜していました。弁護士より私へ証人尋問の依頼がきました。相手のストーカー行為が止まらず、心理療法の限界を感じ、法廷に立つ旨をクライエントへ伝えました。一ヶ月後にわたくしは、証人尋問に立つことになりました。その次にはクライエントへの証人尋問の可能性もあるとのことでした。これをきき、クライエントは体調を崩し始めました。「私の証人尋問の裁判が近づくにつれて、動悸、下痢が始まりました。これが、最後の手段です。今は、勝訴することを夢みて過ごすことにしています」と。全体的に落ち着いてはいますが表情はひきつっていました。《不安ですね。裁判が終わるまでは落ち着かないでしょうが、私への尋問は、PTSDへの理解が得られれば、うまくいくと思いますので、どうぞ安心してください》と伝えました。

・第四期#三六～#四八："信頼のきずな"の回復

わたくしの証人尋問が終了しました。クライエントは、「下痢が止まりました。食欲も出てきました。（わたくしの）証言をみんな信頼し、理解しているようでした。たいへんうれしかったです。安心できました。次の裁判（相手の出方）が楽しみなくらいです。明るい方に考えられるようになりました。あんなやさしい裁判官や書記官の表情を見たのは初めてです」と、非常に明るい表情で言いました。やわらかさを感じました。「（わたくしの）証人尋問の記録がお守りになっています。最近、相手のことも無意識的に気にならなくなっていることがあるのです。夜も、ある程度電気をつけることができます」と。「やりたいことがたくさんでてきました。時々、波はありますが、夜も眠れます」と。相手の証人尋問をわたくしとカウンセラーは傍聴しました。「(相手の証人尋問の内容について)ショックで……(涙)。あれは、でっちあげ。ありもしないことを……」と。《つらいし、くやしいですね。でも、次回のクライエントの証人尋問への裁判官の配慮は、PTSDを理解された証拠です。安心して》と伝えると「久しぶりに家族と夜中まで楽しくすごせました。ただ、隣家からもれてきたストーブの臭いで〝あのこと〟を思い出し、息苦しくなりました。少し怖かったです」「辛い目にあいましたが、久留先生(わたくし)やカウンセラーとの出会いの方が大きくなりました」と。全体的に落ち着いてきたものの、フラッシュバックは拭いきれない様子でした。クライエント自身の証人尋問を間近に控え、下痢が数日続きました。再体験(フラッシュバックや夢など)や覚醒レベルの亢進がみられるものの、回復は早いようです。「証人尋問の日が楽しみ。以前の自分ではとても考えられません。」と、対峙する姿勢がみられました。クライエントの証人尋問(カウンセラー傍聴)は終了しました。「証人尋問終了後は少し落ち着かなかったのですが、今はすっきりしています。毎日が楽しくなっています」と。数ヶ月後に判決予定。「〝あのこと〟があって、よかったこともたくさんありました。そのことの方が大きくなりつつあります」「絶好調。熟睡でき、目覚めもいい」と明るい表情でのべています。《凪も波もかわすことができるようになったクライエントの成長を感じます》とカウンセラーより伝えられました。「二日前から判決のことが気になり、夜、二、三回目が覚めます」と。判決は、クライエントの全面勝訴となりました。「裁判官が自分のことを全面的に認めてくれました。うれしい」と喜びをあらわにしました。若干のフラッシュバックが残存しているものの、ＰＴＳＤの症状は、ほとんど消失しました。

突然の悲劇に遭遇し、ＰＴＳＤという症状を呈している人間は、「他者」に対して、「敵」か「味方」か?という二者択一的態度をとる傾向があります。本事例のクライエントも同様であり、誰からも信じてもらえず、誰も信じられず、窮地に追い込まれていました。クライエントが訪れた相談機関にも限界があり、十分な理解が得られませんでした。しかし、わたくしやカウンセラーとともにカウンセリングを重ねるにつれ、忌まわしい出来事は薄れ、クライエントの健康な側面が再び開花し、たくましい成長がみられました（第一期）。裁判にむきあえるまでに強くなったものの、いざ裁判になると疑心暗鬼の気持ちがわき、体調を崩すなど不安定さは残りました（第二〜三期）。しかし、わたくしが「証人尋問」にたち、カウンセラーが傍聴席で支えていたことで、クライエントは「味方（理解者）」を得、結果として治療は効を奏していきました（第四期）。

悲痛な出来事を吐露したクライエントの苦悩を受けとめ、支えてきた私は、心理臨床の枠を越え、非日常の世界から日常の世界へと足を踏み入れました。クライエントの「心の痛みの意味」を法廷という場で主張し、伝えたことにより、相乗効果をもって治療効果を発揮した一事例でした。人により傷つけられ、「人間の尊厳性」が根底から覆されたものの、ふたたび、信頼のきずなが回復していく過程が浮き彫りになりました。

第二節 「大人」のポスト・トラウマティック・カウンセリング

被害直後のカウンセリングは、被害者が現実に直面できることを助けるためのものです。このとき必要なのは、被害者が守られていると感じ、感情を安心して表現でき、不必要な自責感や罪悪感を感じずにすむということです。そのため、カウンセラーは、被害者の感情を批判や批評をせずに聴き、被害者が罪悪感を抱いてしまうことに対して、被害者に責任はないことを告げることが大切になります(91)。

また、カウンセリングは、被害者のみならず、家族や恋人など被害者の身近な人に対しても必要です。なぜなら、被害によって周囲の人々もまた、動揺し、心の傷を負い、その結果、被害者に対して不適切な対応をしてしまうことがあるからです。カウンセラーは、周囲の人の動揺を受けとめるとともに、被害者の状況を説明し、理解を求め、被害者を支えることが要請されます。これによって被害者の二次被害を防ぐことができます。次に、その後の支援について説明します[91]。

危機カウンセリングとは、通常四～六週間の比較的短期間のカウンセリングのことをいいます。このカウンセリングの目的は被害者が自分の力をとりもどすためのものなので、被害者が直面している問題の解決に限定されます。

カウンセラーは被害者に対して、より積極的な肯定と支持の態度をとることが必要です。また、精神面にとどまらず、職場や学校などの環境調整、司法関係者との調整や経済的支援への手続きなど社会的支援が含まれるので、アメリカの援助機関では、ソーシャルワーカーの役割が求められています[91]。

この期間を過ぎても被害者が苦痛を感じる精神症状が続いている場合には、PTSDを専門にしているカウンセラー（臨床心理士、精神科医師など）に紹介することも大切です[91]。

第三節　子どものポスト・トラウマティック・カウンセリング

(1) プレイ・セラピー（遊戯療法）

大人のカウンセリングにおいては、カウンセラーとクライエントが、「ことば」を媒介にしてお互いに表明しあい、語り合うという治療的プロセスが存在します。しかし、子どもの場合、自分の苦悩や問題行動に対しての自己認知や、そのことを表明することが未発達であるだけでなく、自分で気づいていないことも多いのです。多くの場合、クライエントは母親と一緒に来談し、母親はカウンセリングを受け、子どもは「あそび」を媒介にしたプレイ・セラピーを受けるという方法がとられています。同時に、父親への接近は、その治療構造をさらに深化させます。

クライエント（子ども）は、カウンセラー（治療者）と一緒にプレイ・ルームに入り、いろいろな遊具を媒介にして、治療者と遊びます。その間、母親（あるいは母親に代わる人）は、別室でカウンセラーによるカウンセリングを受けます。子どものさまざまな症状は、母親（あるいは育児の中心となっている人）との関係の中で生じてくることもあるし、そうでないにしても、母親の健全な生き方が子どもの発達を促すことはよく知られています。したがって、カウンセリングを通して母親が安定し、健全な生き方へ変化、変容していくとき、子どももまた安定し、いっそう、発達的変化を遂げていくことになります。子どものみに接近しても、母親をはじめ、家族状況が変化しないかぎり、子どもの発達的土壌も変化しないからです。幼少であるほど、クライエントとそのクライエントにとって重要な意味をもつ人（シグニフィカント・パーソン）へのかかわりは大切です。

クライエントにとって、プレイ・ルームが魅力的であるために、遊具の選択も工夫する必要があります。その他、プレイ・ルームの広さ、設備などによっても、クライエントの自由性は影響を受けるので、できる限り、制限や禁止の少ない空間を配慮する必要があります。

アクスラインは、ロジャースの来談者中心療法を子どものカウンセリングに適用し、「プレイ・セラピー」を発展させました。アクスラインは、子どもの有する潜在的能力を最大限に発揮するための方法を八つの原理にまとめました。わたくしの臨床的知見を加えて、治療的意味づけをしてみたいと思います[35]。

①「治療者は、まず子どもとのあたたかい親密な人間関係をつくりあげます」

すなわち、ラポールづくりであり、子どもと治療者との関係が、親和的で信頼的になることです。そして、次第に、自由で開放的な雰囲気が子どもに感じ取られていくことが重要です。

②「治療者は、子どもをあるがままに受け入れます」

治療者は、子どもの問題行動に焦点をあて、そのことで子どもの人格を評価してはなりません。子どもは、自分が評価されていると感じると、その評価の枠組みにますます反応的になります。治療者は、現在の子どもの状態をあるがままに、やがて変化していく状態として受けとめます。

③「治療者は、子どもが自分の気持ちを自由に表現できるような治療場面の雰囲気をつくりだします」

治療者は、あたたかく、おおらかな雰囲気をそなえていることが必要です。日常的世界では、ためらいやわだかまりのあることも、治療的世界では、自由に、感じるままに、自分の気持ちの表現が許されていることを、子どもが感じとれることです。

④「治療者は、子どもが表現している気持ちを的確に認知し、子どもの洞察獲得を助けるよう反射します」

つまずき、傷ついた子どもは、自分の内面世界を十分に表明できないでいます。そのような子どもの感情世界を正確に認知し、治療者はそれを子どもにフィードバックしていきます。すなわち、子どもの内的世界が、治療者という鏡を通して、子どもに感じとれるような反射をすることです。子どもは治療者という鏡に映った姿をみて、真実たる自分の姿にきづき、よりよい自己の生き方に変化変容していくのです。

⑤「治療者は、子どもが自分の問題を自分で解決できる能力をもっていることを認め、子どもの自発性を尊重します」

子どもの潜在的能力を尊重し、やがて自らの力でよりよい生き方を決定できる人間としての尊厳性を重視することです。人間は、どんなにつまずいていても、今よりよくありたい、過去の自分よりもっとよい生き方をしたいという基本的欲求をもっています。治療者がその欲求を援助することにより、子どもは自発性を発揮し始めるのです。

⑥「治療者は、子どもの会話や行動を先導しないで、むしろ子どもの先導に従います」

子どもはいつも、親や教師によって先導され自己決定することをスポイルされています。子どもはいっそう、自信を失い、自分のやり方で決定することにためらいをもっていきます。そのような子どもが、自分で選択し、決定し、進めていくことを治療者はゆっくりと待つのです

⑦「治療者は、治療をせかしません」

子どもは、自分の発達エネルギーを自分なりの方法で使用し、自分なりのペースを有しています。非日常世界においては、そのペースを尊重し、子ども独自のうごきが出てくるのを、ゆっくりと、おおらかに待つのです。

⑧「治療者は、治療を現実世界に関連づけて、子どもの責任感を刺激するための制限を設けます」

⑦までにあげてきた治療（非日常）的関係は、子どもにとって自由で受容的な世界でした。しかしながら、いかに非日常的な世界とはいえ、治療的世界も現実世界に根ざしていることを子どもに知らせる必要があります。そのことが制限であり、禁止です。制限や禁止の治療的意味は、治療関係の成立と安定、子どもの安全や健康を守ることであり、⑦までの治療的世界が促進されるために存在するのです。まったく無制限であるとき、たとえばクライエントの攻撃的行動が激しく治療者が危機感をもち、不安定になりますと、治療的関係が成立しなくなります。また、子どもが不道徳、不健康な行動をとるとき、治療者は、すぐにその行為を制限し、禁止し、健康で安全な方向への援助をします。自己実現的傾向の促進が治療であることからも理解できるように、制限や禁止は、子どもに対して、治療上、積極的意味を有するものです。

(2) ポスト・トラウマティック・プレイ

トラウマを被った子どもは遊びの中や話の中で、心の傷となった体験を表現することがあります。しかし、癒されていくためには、治療者との信頼関係が必要です。なぜならば、トラウマを真に表現することは、その時の感情の再現になり痛みを伴うので、その痛みに自我が耐え得るように治療者が支える必要があるからです。つまり、一般には、発達上の問題に対応しながら信頼関係を築いていく中で、トラウマは表現され、癒されていくことが多いのです。子どもの自我のレベルと治療者が支えられるレベルを考え合わせながらトラウマの表現を促していく必要があります。無理に子どもの傷に踏み込むと、かえって傷を深める結果にもなります。表現しても安全であることが伝わるような関係づくりが求められています(103)。

トラウマは表現され、治療者と分かち合うことにより、過去の記憶として整理され、自分でコントロールできるようになります。整理されていない記憶は、突然現在によみがえってコントロールできないことがあり、その不安を避けるためにそれを思い出させるものに近づけなくなったりするのです(103)。

しかし、子どもの表現はあいまいで、実際に起きた事件をつかみきれないことが多いのです。治療者は何が起きたかを正確に追求するのではなく、子どもの感情に寄り添い、言語化を助けることで整理を促すことが大切です。その時の感情を言葉にすることを助け、それが過去の出来事で、現在の危険はないことを確認していく作業が求められます。また、子どもがある程度大きくなって真実を知りたいと思った時には、子どもが自分からその真実に到達できるように支えていくことが重要です[103]。

トラウマが表現されるときは、治療にとって重要な場面です。たとえば虐待の場合、自分の気持ちを表現する不安を共感し、秘密を守れなかった「悪い子」と自己認識することを避けるてだても重要です。また、自己開示しても、罪悪感まで表現することができないこともあります。罪悪感をもっていることを表現したときには、決して子どもが悪いわけではないことを繰り返し確認して安心感を与えることが重要です[103]。

自分の気持ちを表現した後は、わきおこる不安から精神的に不安定になることも多いので、周囲の人々にその可能性を告げて支えてもらうことが必要になることもあります。治療の中で語られたストーリーは、本人が秘密にしておきたい時には、できるだけそれを守る必要があります。しかし、秘密にしておくことで子どもが危険なときには、子どもの了解を得て、明かさなければいけないこともあります[103]。

トラウマの治療も繰り返し行われる必要がある場合があります。子どもの自我の発達に伴ってそれに応じた再確認とストーリーの再構成が必要になってくることもあるからです。トラウマとなった体験の再現による痛みに、心が十分に耐え、現実の世界に適応していくには、少なくとも思春期以降までの適切なサポートと治療が必要です(21)。

遊びの中でトラウマが再現されることをポスト・トラウマティック・プレイといいます。これは、秘密が十分に守られると子どもが感じることができたときに起こることが多いのです。したがって、ポスト・トラウマティック・プレイが可能になるためには、そうした感じを子どもが持てるような治療環境を整える必要があります。子どもがポスト・トラウマティック・プレイを始めたならば、治療者はプレイを注意深く観察し、タイミングを見ながら適切に介入しなくてはなりません(21)。

子どもにとって遊びとは、コミュニケーションの道具です。したがって、プレイ・セラピーの場面で展開されるプレイは、子どもが心に秘めている不安を明らかにし、棚上げにされていた感情を解放する絶好の機会となります。子どもによっては、プレイに入ったとたんに、自分の心理的な健康のために必要な課題を何のためらいもなく行う子どももいます。このような子どもには、自分がやりたいことをやってもいいのだという許可を伝えることが大切です。こうした展開になった場合、治療者は子どものプレイを注意深く観察してその意味を考察し、プレイに表現されたものにコメントを与え、また、子どもの発する質問や心配に答えてゆけばいいのです(21)。

すべての子どものプレイが上述のような展開を示すわけではありません。おそらくこうした子どもは、より深刻なトラウマを抱えているのだと思われるのですが、中には自分を圧倒してしまうような恐ろしい感情や感覚に直面するために、治療者の指示や治療者からの適切な刺激を必要とする子どもがいるのです。こうした場合、恐ろしくて耐えられないような感情に、子どもを援助しながらアプローチするために、安定した治療関係を形成する必要があります。こうした心理療法的作業の目的は、子どもがトラウマとなった出来事を統合できるようになり、トラウマに適切かつ現実的な意味を見いだし、トラウマを耐えられる記憶として自分の過去に位置づけることにあります。しかし、トラウマとなった出来事ばかりを果てしなく追求するよう子どもに強いてはいけません。特に、子どもがトラウマを否認したり回避しているわけではなく、自分の精神的なエネルギーを年齢に見合った発達課題に振り向けている場合には、トラウマにこだわる必要は全くないのです[21]。

トラウマを経験した子どもは、プレイの中でそのトラウマを再現する傾向があります。子どもはさまざまなおもちゃを使って、毎回、同じ場面を作り上げ、同一の結果に至る一連の流れをそこに再現するのです。こうしたポスト・トラウマティック・プレイは、子どもが経験したことを逐語的に表現しており、また、そこには普通の遊びにみられるような喜びや表現の自由といったものはありません。この種のプレイでは、恐ろしくて不安感をかき立てるような記憶を子どもがふたたび体験することになるのですが、子どもはトラウマを受けたときの受動的な位置ではなく、その再現をコントロールするという能動的な立場にあり、その点がこの種のプレイに治療的な潜在力をもたらしていると考えられます。しかも、以前は自分を圧倒してしまった出来事を、今度はコントロールされた安全な環境において体験しているのです。この種のプレイ・セラピーに備わったこれらの要素によって子どもは「克服感」を獲得し、自分自身に力をつけることが可能となるのです[21]。チェシック（一九八九）が指摘しているように、「反復的なプレイ、それに対する参加者—観察者である治療者のコメント、そして子ども自身がそこに見いだす新たな解決方法などによって、子どもは、過去において自分を無力な状態へと追いやった出来事を消化することができる」のです[21]。

一方、ポスト・トラウマティック・プレイが滞留し、固着状態を示すこともあります。テアは、ポスト・トラウマティック・プレイが長期間にわたって継続した場合の危険性を指摘しています。このような場合、子どもがそこに生じた不安を解放できておらず、逆に恐怖感や無力感を強めているという可能性が考えられます。そのため、ポスト・トラウマティック・プレイがかなりの期間にわたって何の変化もなく儀式的に継続するような場合には、治療者の介入が必要となります[21]。

ポスト・トラウマティック・プレイに介入する際の目標は、無力感を克服し、コントロール感を高めるような別の展開を生み出すこと、断片化した思考や感情を表現すること、そして、子どもの視点を将来に向けさせることです[21]。

ポスト・トラウマティック・プレイの終了は、子どものプレイの質の変化でそれとわかることが多いようです。トラウマ体験の再現、解放、再統合を中心に展開していたプレイが、前述の自我プレイなど、年齢にふさわしい遊びへと変化していった時、トラウマの統合プロセスが一定の終了をみたのだと判断されます。子どもによっては、それを自分で宣言する子どももいます[97]。

以上のように、トラウマを受けた子どもにそれを再現させ、その辛さを援助者と分かち合い、過去の記憶として整理し、自分をコントロールできるようにすることがトラウマ体験へのかかわりの基本とされます。ただ、ここで留意すべき点は、援助者との真の関係が成立していること、その子ども自身に、それに直面できるだけの強さとゆとりが育っていることが必要条件です。トラウマを乗り越えるには、自分は他者から受けいれられ得る存在である、と実感し始めることが大切です。さらに、子どもの傷をそっと包み、時が熟すのを待つセンスが望まれます[94]。

(3) 子どものポスト・トラウマティック・カウンセリング

心傷ついた子どもに対しては、予防も含めて、出会ったはじめから、治療的なかかわりを心がけることが大切です。「ここには自分の居場所がある、自分は受けいれられようとしている」という安堵感を贈る姿勢が大切です。子どもたちに未来が開かれていくためには、トラウマにかかわる専門職各自がその職能に応じて、責任を負える範囲で十全の努力をすることが求められるのです。そして臨床家としての共通のセンスと覚悟をもつことが必要です[94]。

ここでは、その共通の意味について、村瀬の被虐待児への援助のありようをもとに、述べてみます[94]。

① 心に傷を負った子どもたちに安堵感を得させるには、問題行動への注意ばかりでなく、潜在可能性へ注目するまなざし、症状や行動上の問題は救いを求めるサインだという認識、基本的信頼感を損なった子どもでも、心の底には、相応の力を発揮して人に認められ、分かち合いたいという願いが息づいているのだ、という子どもへの信頼感をもちたいものです。

② 的確で細やかな観察眼を働かせることです。些細であっても、良い点は見逃さな

ものです。

③

いことが大切です。ただ、子どもが自分は無価値、悪い子だというアイデンティティをもっている場合、自分を受けいれ認めてもらうという体験に戸惑い、援助者を試す行動や反抗が返ってくることもあり得ます。子どもの言動の背後にあるものを汲みとることができるような存在でありたいものです。

子どもとかかわっていると、この子と本当に確かに通じ合えた、という手応えを容易には持ちにくいものです。親しげにべたっと近づいたかと思うと、少し注意されると、一転して興奮し反抗的になったりします。しかも、このような激しい感情の起伏は絶えず繰り返され、援助者は疲労困憊し、子どもの真意の程をとらえかねて戸惑ううち、ふと子どもから挑発されて感情的に振る舞ってしまうことがあります。そこで、容易に人を信じられない子どもは、人に心を許すものではない、と不信感を強固なものにしてしまいます。援助者のうちにわき起こる名状しがたい不安、無力感、自信喪失感、これらこそ、子どもたちがトラウマを被る過程で、常に体験したことなのであり、彼らはそれを援助者にお裾分けして、分かってほしいと願っているのです。

(4) 親へのかかわり

虐待の場合、その原因は、次のように挙げられますが、これらのいくつかが輻輳して事態を複雑にしています。[94]

① 親自身がトラウマ体験をもち、基本的世界像が不安定で、自分をはじめ、他者への不信感、拒否感が強いのです。

② 親自身、成育過程での未解決な問題を抱えていて、ゆとりや子どもにかかわる術を十分持っていないのです。

③ 望まない出産（夫婦間で人生計画が一致していない、暴行の性的被害者となって心ならずも妊娠したり、自分のキャリアを優先したかった、など）により、子どもを受けいれるゆとりがないのです。

④ 親自身の精神的成熟が不十分で、精神疾患に罹患している場合もあります。

⑤ 子育てする親への支援資源に恵まれず、孤立感の中で育児にあたることもよくみられます。

⑥ 子どもが素質的に育てにくい要因を持っており、親子としての呼吸が合いにくく、親として疲弊感を抱いてしまうのです。

⑦ 経済的、社会的生活条件の逼迫が、親の精神的ゆとりのなさを増強させます。

かかわりに際しては、親自身が抱える生きる上での不遇な要因に思いを馳せ、虐待の行為自体は問題として対処しますが、そうせざるをえない親の心の傷、困惑、混乱などをくみとり、親の人格、存在自体を否定したり、一方的批判を加える姿勢に限らないことが大切です。激しい虐待行為をする親でも、ほとんどの場合といっても過言ではないくらい、その傷だらけの、頼むもののない内心の底に、かすかな後ろめたさ、そのようにしか振る舞えぬ、真の意味での自信のもてない自分に心許なさを抱いているのです(94)。

第四節 「PTSD」の予防〜ポスト・トラウマティック・ディブリーフィング

湾岸戦争の際、最前線を戦った英国軍兵士たちは、戦争終了後、すぐに航空機で帰国しました。その後、多くの兵士がPTSDを発症し、ロンドンのサマリタンズという電話相談に五〇〇〇件ほどの申し込みがあり、相談活動がパンクしてしまったというエピソードがあります。一方、フォークランド諸島紛争では、戦争終了後、ゆっくりと帰国する船の中で、ディブリーフィング（信頼できる人に、体験した出来事やその時の気持ち等を話すこと）やヒーリングが行われ、兵士にＰＴＳＤはみられなかったといいます。

また、鹿児島県北西部地震においても、イチゴ栽培用のビニールハウス（被災者が自らあみだした地震の際の安全建築物）や避難所での被災者どうしのふれあいも、自然発生的なディブリーフィングやディフュージングの雰囲気がうまれ、ＰＴＳＤの予防に有効であったように思われます。

ディブリーフィングは、トラウマとなるような出来事に巻き込まれた者の回復を助け、サポートするためによく用いられる手法です。これは、もともと米軍の兵士に用いられるものでしたが、「非常事態ストレス・ディブリーフィング」ともいわれ、構造のはっきりしたものです。これは出来事の二、三日後に行われるグループワークであり、二～三時間をかけて、出来事の再構成、感情の放出、ＰＴＳＤ発症の可能性に関する教示を行います。この方法は、非常事態後に構造化されたサポートが必要であることを強調したことで大きな成功を治めました(7)。

トラウマへのケア先進国であるアメリカで発展したディブリーフィングは、そもそも救助隊員のトラウマを軽減するために考案された手法ですが、その後、その適用範囲が拡大し、被災者、救助者の両者に対して行われ、形態もグループから、個人、家族まで多様になっています。語り合うことで互いに体験を共有するとともに、トラウマに対処する上で有益な情報を提供する一定の手続きにしたがった一回ないし数回のセッションです。比較的初期のうちに災害ショックに由来する感情を表現することで、より複雑な症状がのちに形成されるのを予防することがその目的となっています[86]。

消防士の面接調査の結果から、同僚や家族の間で行われる自然発生的な体験の分かち合い（インフォーマル・ディブリーフィング）が有効であり、そのような機制を促進するシステムを構築する可能性が示唆されています。また、援助活動の中で被災者の話に耳を傾けるという形で自然にディブリーフィングが行われたボランティア活動についての紹介もあります[86]。

ディブリーフィングあるいはそれに類する技法を用いる場合、災害の特質と、地域社会の性格も含め、援助の対象となる人の特質を考えながら、臨床的判断によって実施方法を工夫していかねばなりません。また危険性を最小限にとどめるには、単発的実施に終わらず、継続的なかかわりやフォローアップによって効果を確認しながら行うことが重要です[86]。

このように、災害後早期の外傷後ストレス緩和プログラムとして、ディブリーフィング法が知られているのです。ディブリーフィングは、集団療法志向型の介入法の一つで、トラウマにさらされた後、早期に個々が自分のトラウマ体験をふりかえり表出することで、PTSDをはじめとするストレス性の病態を予防しようというものです。ディブリーフィングでは、同僚どうしが語り合う中で、認知・感情・行動を言語化しますが、そうすることでかえって再体験の症状を増悪する場合があり、近年その有効性をめぐって論議が交わされています。ディブリーフィングが有効であったという研究もありますが、その有効性について否定的な意見があるのも事実です[56]。

もっとも実際の災害救援隊は、職務終了時などに同僚や家族を相手に自然発生的に体験表出を行うことが多いようです。このような形での言語表出が、インフォーマル・ディブリーフィングであり、災害救援者のストレス緩和に少なからぬ役割を果たしていると考えられてきました。このようなインフォーマル・ディブリーフィングの機制は、日本人、特に同僚間の連帯意識のつよい消防職員などの職種において、精神健康の維持に昔から寄与しており、それを促進することで半自然発生的・半制度的なインフォーマル・ディブリーフィングのシステムを構築することも可能ではないかと思われます[56]。

わたくしの印象では、トラウマ体験後、約二週間以内であれば、この「ディブリーフィング」が有効であると思われます。実際にどのような出来事であったのか、そして、それをどのように知覚（意味づけ）したのかを、被害者自身が信頼できる身近な人間に表明すること（ディブリーフィング）が、ＰＴＳＤ発症の「予防」につながるように思うのです。

ただし、被災して一ヶ月を過ぎてからのシステム化されたディブリーフィングは、フラッシュバックを伴い、逆効果（ＰＴＳＤの発症やその症状の悪化）を生むので、慎重に行わなければなりません。

第五章

癒される人・癒す人

第一節　癒される人へ

これから述べるガイドラインは、「出来事」の後の、ストレス反応（正常な反応）として、誰にでも生じる心や体の変化をあらわしたものです。ストレス不安やイライラなどのストレスの克服のために、役に立てるよう、作成したものです。[49] 実際には、鹿児島県北西部地震、鹿児島県出水市土石流災害をはじめ、自然災害や人的災害の被害者、あるいは、そのご家族、スタッフへ配布しました。

誰もが感じること

〈大人の場合〉

ア．あの「出来事」のことが、こわくてたまらない

イ．大切なものを失って、悲しみや寂しさを感じる

ウ．自分をとても無力なものに感じる

エ．どうして自分がこんなひどい目にあわなければいけないのかと、怒りを感じる

オ．将来に希望がもてず、不安になる

カ．何に対しても無関心、無感動になってしまうことがある

〈子どもの場合〉

ア．よく泣く

イ．登校しぶりがみられる

ウ．親の気を引こうとする

エ．友達と遊ばなくなる

オ．集中力がなくなり、すぐ気が散る

カ．反抗的、攻撃的になる

キ．あの「出来事」に関連したごっこあそびなどをする

ク．あの「出来事」と似た状況（場面）をこわがる

このような心の動きは、誰にでもおこってくる現象です。時間とともに軽くなるので、今は無理をせず、自分自身にも周りの人にもやさしさといたわりが必要です。

体におこりやすい変化

〈大人の場合〉

ア．疲れがとれない
イ．眠れない、悪夢をみる、朝早く目が覚める
ウ．物覚えが悪くなったり、集中できず、イライラすることがある
エ．吐き気、食欲不振、胃痛がある
オ．下痢になったり、便秘になったりする
カ．じっとしているのに胸がドキドキしたり、暑くもないのに、急に汗がでる

〈子どもの場合〉
ア．頭痛や吐き気、かゆみがある
イ．怖い夢をみる
ウ．よく眠れない
エ．理由のわからない痛みを訴える

これらの体調の変化もよくあることで、時間の経過にともない、普通は、徐々になくなるものです。

少しでも乗り越えやすくするために

ア．困っていることを、家族や友達と素直に話し合ってみる
　　安心できる人と一緒に時間を過ごすことは、とても大切なことです
イ．睡眠と休息をできるだけ十分にとる
ウ．軽い運動をして、心と体をほぐす
エ．子どもへは、あたたかく、ゆったりした気持ちで接し、十分な安心感を伝える

注意すべきこと

ア．このような時期は、不注意による事故やけがを起こしやすい
　　車の運転など、普段より気をつけて生活する
イ．あまり頑張りすぎないこと
　　燃えつきてしまいます

専門家に相談した方がよい場合

ア．心身の苦痛がつらすぎる、長すぎると感じたとき
イ．お酒の量が増えて、飲まずにはいられないと感じるようになったとき

ウ．さみしくてたまらないのに、自分の気持ちを素直に話せる相手がいないとき
エ．家族や友人の心や体の変化のことで、心配なことがあるとき

第二節　癒す人へ

「人は相手の心の深さに応じて自己を開示する」といいます。相手の示すその深い悲しさ、怒りをどこまで身をそわせてくみ取れるか、われわれ癒す者は、自分の器の質を常に問われています。「本当に聴いてもらえた、わかってもらえた」という想いなしには人は自分の行為をありのままに見つめ、意識化し、省みるゆとりを持てません。批判されて軽んじられている、と感じているときには、よかれと思って癒す者が提案することも伝わりません。そして相手に伝える言葉は、簡潔で柔らかな、よく消化された表現であることが大切です。いきいきした、様々なことに開かれた関心をもち、不確定な状況に耐えるしなやかさと強さをそなえ、一方、自分自身を突き放してとらえ、素直に省みることを怠らぬ姿勢をもつことです(94)。

トラウマにたずさわるということは、癒す者の感情のバランスをゆさぶって止むことがありません。ある程度クライエント（来談者）に侵入すること、ある程度クライ

エントの苦痛に対して鈍くなることは必ず起こり、これはおそらく仕方がないことでしょう。トラウマを癒す者は、時々、精神的バランスを失うものと覚悟しておいた方がよいのです。トラウマを癒す者は過ちを犯さないと保証されている存在ではありません。癒す者の人格の統合性が保証されているということは万能だということではなく、他者を信頼する能力と度量とがあるという意味です。回復という仕事のためには、癒す者に対する安全確実なサポート・システムがなければなりません[34]。

理想的にいえば、治療者へのサポート・システムには、癒す者が自分の臨床の仕事を安全感を失わずに報告し検証してもらうための構造化された定期的な集まりがあるとよいのです。それはスーパーヴィジョン関係でもよいし、同僚とのサポート・グループでもよいのです。できれば両方あったほうがよいのです。その際、トラウマの既往をもつクライエントの治療に関連した知的、あるいは技法的な問題とならんで、感情的な反応の表現をもゆるすような配慮がなくてはなりません[34]。

専門家の世界におけるサポートだけでは足りません。癒す者はまた専門家としての生活と個人の生活との釣り合いを求めなければなりません。自分自身のニーズも尊重し、注意を向けていなければならないのです。ケアを求めてくるクライエントに日々の現実として向かい合っている癒す者というのは、専門職にかかわりすぎる危険がいつも存在します。専門家世界におけるサポート・システムは、単に治療という仕事にだけ光をあてるのではなく、癒す者に自分には現実的な限界があるというきづきをうながし、他者にしているのと同じ良質のケアを自分自身にもするように言い続けなければなりません。(34)

生存者の治療にかかわる癒す者はまた、自分自身との絶えざるたたかいにもかかわっているのであり、このたたかいにおける味方は他者であって、他者の助けによって自分の対処能力のもっとも成熟した部分を動員しなければなりません。昇華、他者本位、ユーモアは癒す者を救うようです。(34)

かかわることの報酬は、人生が豊かになったという感覚です。生存者の治療にたずさわる側は、たずさわる以前よりも人生の評価が幅広くなり、人生を大切に思うようになり、他者を理解する視野が広くなり、新しい友情を結び、親密関係が深くなり、日々クライエントが示してくれる勇気と決断と諦念と希望の実例によって鼓舞されている感じがすると異口同音に語っています。そういう癒す者は人生には日常を越えた目的があるという感覚をもち、また一種の連帯感をもって、これが身のよだつような恐怖に直面してもある快活さを失わないでおれるようにしてくれるといいます。(34)

治療に深いかかわりをもつ癒す者は、自己自身およびクライエントに統合力を育てるようにと絶えず努めているうちに、自分自身の人格の統合性を高める結果となります。[34]

人格の統合性とは死に直面しても人生の価値を肯定しうる能力であり、自己の人生の限界の有限性と人間の条件の悲劇的限界と和解する能力であり、絶望なくして現実がそういうものであることを受容する能力です。人格の統合性は対人関係における信頼をその上につくった土台ですが、いったん砕かれた信頼をとりもどす土台でもあります。ケア提供的な関係における人格の統合性と信頼の緊密な相互関係は、世代から世代へと引き継がれる鎖の輪のつながりを完全なものにし、トラウマが破壊する人間のコミュニティ感覚を再生させるものです。[34]

援助にあたっては、トラウマとなる過去に触れることの意味を深く理解し、控えめに受けとめ、精神的混乱、恐怖感、怒りなどが激しくなり過ぎないような配慮が必要でしょう。[129] 癒す人は、かたわらに寄りそい、希望を失わずに支え続けることが望ましいのです。

以下に、癒す人に対して、伝えたいことを述べます。[32]

ここには、支援にたずさわる人ご自身のストレス管理と、心や体に変化を起こしている被災者への接し方について書かれています。

・支援にたずさわるみなさまご自身のために

被災者のケアをするためには、まず支援するみなさまが、安定し、ゆとりのある気持ちをもっていることが大切です。そのためには、次のようなストレス症状がないかどうか時々自分でチェックしてみることです。いくつか項目があてはまれば、そのつぎの対応法が役立つでしょう。

支援者に起こりやすいストレス症状

ア．怒りっぽい、イライラする
イ．疲れがとれず、いつもだるい
ウ．食欲低下、あるいは食べ過ぎる傾向がある
エ．不眠、寝つきがわるい、朝早く目覚める、悪夢をみる
オ．自責感や無力感が強くなる
カ．落ち込み気分や悲しい気分が続く

キ．なんとなく緊張感や不安感がある
ク．その他（頭痛、吐き気、胃痛など消化器症状、性欲の変化など）

支援者のストレス対応法

ア．ストレスのきざしが見えたら、自分の気持ちや、ストレスについて感じていることを率直に認めることです。これは少しも恥ずかしいことではありません。
イ．自分の経験したこと、目撃した災害状況、およびそれに対する自分の気持ちなどを仲間と話し合ってみましょう。
ウ．家族や友人など、ほっとできる人と過ごす時間を、大切にすることです。
エ．自分の疲れをとるための時間を持つことも役立ちます（軽い運動、散歩、読書など）。ときどき仕事を中断し、体を伸ばしたり、深呼吸してみることも大切です。
オ．働き過ぎに気をつけ、十分な睡眠を取らなくてはなりません。
カ．自分を犠牲にせず、自分にできることの限界を知り、完璧主義にならないようにします。
キ．被害者・被災者に対し、感情的に深入りする必要はありません。被害者・被災者はあなたのような人が存在しているだけで支えられていると感じています。

ク．もし機会があれば、緊張緩和のために企画された集団療法的活動（ディブリーフィング・グループなど）に参加してみるのもよいでしょう。

以下の兆候は危険信号です

次のような場合は専門家に相談するか、支援活動を中止した方がよいと思われます。

ア．前述のストレス症状が強すぎると感じたとき

イ．お酒の量が増えて、飲まずにはいられないと感じるようになったとき

ウ．自分の健康や身だしなみを、どうでもよいと感じはじめたり、自暴自棄な行動をとり始めたとき（飲酒運転、スピードの出し過ぎ、無茶なやけ食いなど）

エ．集中力や記憶力が低下したと感じたり、簡単なミスが増えてきたとき

かかわり（サポート）のあり方

ア．受容的関係：面接者が、被害者・被災者（人間）をあるがままに受けとめ、被害者・被災者が表現する否定的感情、肯定的感情を共に分かちあおうとする態度が大切です。

イ．共感的関係：理論的に解釈したり、自分流に感じることではなく、被害者の気持ちをそのまま、共に経験しようとする態度が大切です。

ウ．信頼的関係：とりつくろいや偽りの態度は、不信感を強めてしまいます。かかわる側自身が、被害者・被災者に対して、あるがままに、開かれていることが信頼関係を生むのです。

かかわり（サポート）のポイント

被害者・被災者は、自分の根底が崩されるような、想像を絶する深い心の傷を負っている可能性がある、ということを忘れずに接することが大切です。一見、気丈にしていても、心の底では傷つき、疲れて弱っており、人のやさしさや思いやりを強く求めています。また、怒りっぽくなったり、面接者側がつきあいづらいと感じることもあります。それはまさに、傷ついている証拠なのです。

ア．安心感をはぐくむ

・被害者の心の支えになることが大切です。心のトーンを下げ、ゆとりをもって接することが必要です。

・話し相手になり、相談にのっていくということは、被害者・被災者の孤独感、無力感を癒し、失われていた安心感を回復するのに役立ちます。

・安心感を伝えるため、あらかじめ了解を得ておくことも必要です(インフォームド・コンセント)。自己紹介をし、何のために会うのか、どのくらい時間がかかるのか、話をうかがう人は同じなのか、毎回代わるのか、いつでも会えるのかなどです。

被害者に伝えた条件は必ず守り、一貫性を保つようにします。面接する場所は、できるだけ静かで、プライバシーが保てることが必要です。

イ・話を聴く

・被害者は誰かに聴いてもらいたいと思っている半面、つらすぎて触れられたくないという気持ちが強いのです。被害者・被災者自らが話しだしたら、親身に聴いてあげることです。

・気持ちを聴くときは、慎重にし、無理に聞き出すことや、一方的な質問の繰り返しは絶対にしてはいけません。つらい感情の中で、じっと堪えている被害者の気持ちを察しながら、自然に話ができるようになるまで待つことが必要です。

心に寄り添うようなつもりで、黙って側にいることが、具体的な話を聴く以上に大切な場合もあることを忘れてはなりません。

ウ・話の途中、あるいはその後で……

・被害者が自分の体験した恐怖や、被害による深い悩みを話すとき、聴く側に起こってくる「それは怖かったでしょうね」「辛いでしょうね」「大変でしたね」などの気持ちは、相手の話の腰を折らないように気をつけながら、率直に伝えます。ため息しか出ない場合も、それでよいのです。被害者・被災者に何かしてあげようと思う必要はありません。そばにいて、気持ちを受けとめることが大切です。自分の辛い気持ちを受けとめてもらえたということが、被害者・被災者に伝わることによって、緊張が少しずつほぐれるのです。

次のようなことばかけは、むやみに使わないようにします。

「がんばってください」（被害者はすでにがんばり続けています）

「あなたの気持ちはよくわかります」

（被害者は、かえって「わかってもらえていない」と思ってしまうことがあります）

「大丈夫ですよ」（無責任な保証は、何の助けにもなりません）

エ・被害者に起こる心や体の変化のことを伝える

・被害にあうと、誰でも心や体に変化が起きます。それは大変つらいことですが、通常は時間の経過とともに癒されていくことをきちんと伝えることが大切です。
・心に変化がみられること・恐怖感、悲しさ、無力感、怒り、不安、無関心、無感動、孤独感など
・身体に変化がみられること・不眠、悪夢、イライラ、記憶力や集中力の低下、胃腸症状、頭痛、動悸、発汗など
・以上のような反応は、どのような人にもある程度おこる心身の変化です。しかしあまりにも心身の症状が辛い場合には、専門家に相談するよう、助言することが大切になります。
・被害者・被災者が抱いている苦痛、悲しみ、無力感、悔やみ、絶望、怒りなどの感情は、共感的にしっかりと受けとめた上で、誰もがもって当然であることを伝えます。罪悪感、自責の念については、もつのもやむを得ないことを十分に認めた上で、「あなたは精一杯のことをしたのですから、ご自分を責めないで下さい。あなたのせいではありません。」などと述べて、罪悪感の緩和を積極的にはかるようにします。
・被害者にＰＴＳＤを疑う症状がみられたら、「正常な反応」として、症状が出ても当然であることを伝えます。そのことを被害者・被災者が認識することで、自分が

弱いからとか、異常なのではないか、というような不安や羞恥心が消えて楽になります。

・過剰な飲酒や仕事への過度の没頭などがみられた場合は、それを指摘してゆとりのある生活に導くことです。

オ．被害者からの反応をつらく感じる時

・怒り・面接者側が反省したり、つらく感じる必要はありません。被害者の傷つきや怒りの表現だと受けとることが大切です。いたわりの態度で接し、場合によっては、「ずいぶんお疲れなんですね」などのことばをかけてみます。

・無視・被害者がとても傷つきやすい状況にある証拠です。無理に話そうとしたり、返事を期待せずに、短いいたわり、ねぎらいのことばをかけたり、「なにかあれば声をかけて下さいね」とだけ伝えておきます。

カ．専門家に相談した方がよい場合

・精神病症状が明らかな場合。幻覚、妄想、過度に被害的になっている（見張られている、など）。話が支離滅裂でわからない。

・他の人に迷惑をかけたり、怖がらせるような行動をとる場合。

・落ち込み気分がひどく、死にたいと言っている場合。

・前述の心と体の変化がつらすぎると感じている場合。

トラウマを被っている人間の反応に癒す者自身が巻き込まれることもあるので、スーパービジョンを受けたり、同僚や治療チームのメンバーと信頼を分かち合い、自己を支えることが必要です(94)。

癒す人は、相手の「声なきを聞き、形なきに見る(川路大警視)」感性を育む必要があります。

心をこめて受け取り、共感することが「聴く」ことです。虚心に自分の語りに聴き入ってくれる人への出会いは、人が自分自身や世界へ開かれていくためのはじめの扉でもあります(94)。

子どもへのかかわり

米国で広く配布されているパンフレット「災害後の子どもの援助(Helping Children After A Disaster)」では、各年齢段階における情緒的反応と、それに対するアプローチのポイントがまとめられています(127)。ただし、これは、あくまでも米国人向けであり、日本の精神文化に照合したケアのありようを勘案しなければなりません。

【小学生】
・子どもの状態は必ず元に戻ることを話し、勇気づけます
・手伝えることがあれば手伝いをしてもらい、役立っていることを伝えます
・子どもの気がかりなことを遠慮なく話し合えるようにし、災害時と今は異なることをよく伝えます
・友人・仲間とよく遊べるようにします
・ペットや玩具を失った悲しみを話したら、十分に聴き、そのような時には誰でも嘆き悲しんでよいことを伝えます
・災害についての質問には、まじめに答えます

【中学生、高校生】
・考慮事項や注意を具体的に伝えます
・集中力がもと通りに回復することを保障します
・勉強、手伝い、決められた役割が一時的におろそかになってもよいことを伝えます
・感情を言語的に表現するようにします
・自主的に役割がもてるように配慮します

・家庭や地域の復興作業を手伝えるようにします
・将来に備えた安全対策について話します
・身体的活動を促します
・友人と遊んだり、話し合うことを勧めます

トラウマ体験をした子どもの治療の目標を、モナハンは以下のように述べています。
・感情を安全に解放します。
・トラウマ体験後の気になる行動やさまざまな症状を軽減します。
・自分の生き方は自分が決めるという自信を回復できるようにします。
・自己批判や誤解を解きます。
・自分自身と未来を信じる気持ちの回復を待ちます。
・トラウマ体験のことを距離をおいて考えられるようにします。
・トラウマ体験の傷痕を最小限に抑えます。

第三節　周りの人へ

(1) 周りの人の影響

トラウマとなる出来事は人間関係にダメージを与えるため、被害者・被災者を取り巻く社会の人々の存在は外傷の予後に影響を及ぼします。周囲からの支持的なかかわりは事件の打撃力を和らげ、逆に否定的、敵対的な態度はダメージに上乗せされてPTSDを重篤化するでしょう。トラウマとなる出来事の余波期においては被害者・被災者はたいへん傷つきやすいのです。その自己感覚は粉々に打ち砕かれています。この感覚は、元来他者とのつながりによって築かれたものであるため、他者とのつながりにおいてしか再建できないのです(34)。

外傷を受けた人が家族、親友に求める情緒的支援にはさまざまな形があり、トラウマが消退する過程で変化します。トラウマ体験直後においては最低限の信頼を再建することが最優先課題です。特に、安全と庇護を保障することが最重要課題です。取り残されて一人になることを恐れる被害者・被災者は、共感的な人物が一人でもそばにいてくれることを強く求めます。完全な孤立を一度経験した被害者・被災者は、危険を前にすれば人間のつながりがいかに脆いかを強烈に意識しています。二度と見捨てられることはないということをはっきりと口に出して約束することが大切です。[34]

被害者・被災者に幸運にも支援的な家族、友人がいるならば、この人たちからのケアと庇護とは強力な治療的効果をもたらします。バージェスとホルムストロームの報告によれば、レイプの被害者の追跡研究において、回復に必要な時間の長さは、その人と親密な人との対人関係の質と関係しているといいます。パートナーと安定した親密関係を持っている女性は、そうでない女性よりも速やかに回復する傾向があります。また別の研究によれば、追跡調査において症状がいちばん少ない性的被害（レイプ）の被害者は、男性とのしっくりした愛情関係の体験がもっとも大きい人たちでした。[34]

基本的安全が再建され、被害者・被災者が次に他の人々の助力を求めるのは、自己への肯定的な見方を再建するときです。親密性（甘え）と攻撃性とのバランスをとる能力はトラウマによって破壊されており、再建する必要があります。それには他の人々が被害者・被災者の近しさを求めたり、距たりを求めて動揺する欲求に対して寛容さを示し、また自立と自己管理とを再建しようとする意向を尊重しなければなりません。これは、（被害者の）攻撃性がほしいままにほとばしるのを我慢しなければならないということではありません。そのような寛容は実際には非生産的です。結局は被害者・

被災者の罪責感と恥辱の重さが増すからです[34]。

自己の肯定的な見方を回復するには、つながりの中での自立感覚を新しく築くことは当然として、さらに自己尊敬をも新しく作り直さなければなりません。被害者・被災者が自らの恥辱感を克服して、自分の（事件の時の）ふるまいの公平な評価に到達するためには、自分以外の人たちがそばにいて援助してくれる必要があります。ここでも被害者・被災者にもっとも身近な人たちの姿勢がどうであるかが重要です。現実感覚にもとづいた判定は屈辱感を軽くしてくれます。これに対して、手荒い批評的態度や、理解しようともせずにただ盲目的に受容する態度は、生存者の自己非難と孤立とを深めてしまいます[34]。

(2)　ＰＴＳＤに苦しむ人の理解のありよう

ＰＴＳＤ概念の登場には、米国における社会的状況が影響していたことは事実であり、トラウマによる精神的後遺症を十分に理解するためには、ストレッサーに曝された個人がおかれている社会的文脈を考慮しなければなりません。ことにトラウマとなるような出来事が集団的に生じた場合には、もはや個人的体験の域を超えており、援助を必要とする被害者として存在することも、トラウマのサバイバーとなる過程も、すべて社会化された状況のなかでのことなのです。トラウマティック・ストレスにさらされた者が、所属する社会からどのような目をもって迎えられるかは、その後の回復過程に影響を及ぼします[5]。

トラウマティック・ストレスにさらされた者にとっては、体験したことの話に耳を傾け、実際的なサポートを提供し、不安を和らげてくれる他者が必要となります。家族やコミュニティからのこのようなソーシャルサポートが、PTSDの症状に対抗する保護的役割を果たしていることは多くの研究で報告されています。ソーシャル・サポートは、明らかにPTSDの症状を抑止する力をもちます[5]。

(3) 二次被害

PTSDに苦しむ人は、身近な人によって傷つくこともあります。ただし、身近な人すべてが害になるというわけではありません。被害者・被災者の心理についての知識がなくても、なんとかあの人のためになりたいと思って電話をかけてくれる友達や、話をきいてくれる友達、あるいは逆に何も言わないで、そっとしておいてくれる友達は、心の支えになります。身近な人のありようによって、非常に強力な援助にもなりうるし、逆に大きな被害を与えることにもなりうるのです。

たとえば、興味津々に好奇心で聞こうとするとかえって傷つけてしまいます。ご近所づきあいがある中で、本当は話したくないのに、悪いからどうしても話をしなければならないと思ってしまうこともあります。聞かれたままに愛想よく話してくれたとしても、それはもう相手にとっては、二重の苦しみになっているということを理解しておく必要があります(72)。

また、もっと身近な親戚によっても傷つけられることがあります。親戚は気安いこともあり、かなり率直に思うことを言います。たとえば、「いいかげんに忘れて頑張りなさい」とか、「強くならないと」とか、「あなたがそういうことをしていたら他の人たちが困るのよ」とかなり厳しいことを言うことがあります。「忘れなさい」というのは、無理な話です。簡単には忘れられません。忘れようにも忘れられないから辛いのです(72)。

被害者・被災者は、被害そのものだけでなく、その後、まわりの人や社会から、さらに被害を受けるのです。これが、二次被害、三次被害といわれるものです(91)。

警察や検察などの司法機関の関係者や医療関係者、家族など身近な人々の態度によって、精神的、社会的に傷つけられるのが二次被害です。この中には、近隣の心ない噂や、マスコミ関係者による執ようなインタビューなども含まれます。事情聴取の段階で、聞かれたくないことやプライバシーを根ほり葉ほり聞いたり、被害者の落ち度を責めるような言葉は、とくに傷つけます。最近では、警察の被害者対策がすすみ、性被害の被害者は女性警察官が担当するなど、二次被害を防止する試みがなされています(91)。

身近な人の場合、家族自身が被害を受け入れられず、なかったことにしたいという否認の気持ちから被害者の気持ちを無視したり、責めたりすることがあります。アメリカの被害者支援機関では、被害者対策を本人だけでなく、家族も含めたものとしてとらえ、必要な情報を提供し、家族を支援することで家族からの被害を防ぎ、むしろ重要な支援者となるようにしています(91)。

周囲の人は、しばしば、故意でなく、慰めようとして被害者を傷つけることもあります。交通事故の遺族に「泣いていないでしっかりしなさい」とか「もっとひどい目にあう人もいる」「子どもが残っているからいいじゃないの」などと言うのは、善意であっても被害者を傷つけるものだということを知っておく必要があります。

三次被害は、被害者の社会生活に支障をきたすものです。東京地下鉄サリン事件の後では、事件以降、地下鉄に乗れなくなったことや、からだの不調を理解してもらえないまま、会社をやめることを余儀なくされた被害者がいました(91)。

二次被害、三次被害は、社会がしっかりと被害者を理解すれば防ぐことができます。報道関係者は、被害者のプライバシーを暴くことによる二次被害をおこさないことはもちろん、むしろ積極的に一般に被害者への理解を深めてもらうような報道をすることで、被害者支援への役割が期待されています[91]。

被害からの回復は、個人の努力だけでは困難なものがあります。まずは、被害者の身の安全が守られ、安心して感情を表明でき、話のできる場所が必要です。断ち切られてしまった信頼感や社会との絆は、周囲があたたかく見守っていかなければなりません。このようなプロセスを通して、被害者はゆっくりと自分の力をとり戻し、失われた安全感や社会への信頼を回復し、未来像を描けるようになります[91]。

大切なことは、被害のもつ衝撃（インパクト）を正しく理解し、被害者のもっている力を信じることです。支援にかかわる人は、被害者・被災者（人間）の尊厳への「尊敬の念」と「対等な立場」がなければ被害者支援はできないという原則を忘れないでほしいものです[91]。

以下に、二次被害をふせぐためのかかわりのポイントについてのべてみます[72]。

〈聴くことの基本〉

ア．理不尽な出来事について自ら話せる雰囲気をつくること。ただし、話したい、聴いてもらいたいと強く思うときと、触れられることさえ苦痛に感じるときとがあります。

イ．悲しみ、怒り、苦しみ、憤りなど、さまざまな、その時々に感じるすべての感情を否定されることなく、受け入れてもらえていると本人自身が感じられることです。

ウ．可能であれば、同じつらい状況におかれている人や、心の傷を乗り越えてきた人たちと一緒に心おきなく安心して感情を分かち合い、話し合えることです。

〈ゆっくりと話を聴く〉

傷ついている人は、「相手が信頼できるかどうか」を敏感に見極めてから話し出します。周りの人はきちんと自己紹介をし、沈黙を恐れることなく、ゆっくりと相手のペースを待つことです。

〈話の腰を折らない〉

話をさえぎられると、自分の体験がどうでもいいことと扱われているように感じます。被害にあった人は、不安をもちながら、援助者の言動に敏感になっているのです。

〈他の人と比較しない〉

その人が受けた傷を、他の人と比較しないようにしましょう。その人が受けた傷の深さは、他の人と比べられるものではありません。他の人より軽いとか、重いとかはあくまでも本人が判断するものです。「命が助かっただけでもよかった」「起きてしまったことは仕方がない」「早く忘れるように」など、安易な慰めは不要です。また、「あなたの苦しみや悲しみはよく理解できます」などと簡単に言うのは避け、「つらいですね」と言って誠実に耳を傾けてみましょう。

〈感情を受けとめる〉

恐怖、悲哀、罪悪感、怒りなどは、我慢すべきものではなく、外に出してもよいものので、そうした感情は受け入れてもらえるものだという安心感を伝えることが必要です。周りの人自身の道徳観や宗教観などを押しつけないことです。被害者・被災者自身、自分でも整理がつかず、感情の嵐がうずまいているときは、周りの人に対して攻撃的な話し方をすることもありますが、しっかりと受けとめて向き合うことが大切です。繰り返し語り、受け入れてもらえることで、徐々に感情の整理がつき、過去の傷は過去のものとして、現在やるべきことやこれからの生き方を理性的に考えられるようになるのです。

〈悲哀を尊重する〉

亡くなった人や、失ったもののことを話せるよう、たっぷりと時間をとり、十分に、悲哀の気持ちを受けとめましょう。

〈恐怖をやわらげる〉

恐怖や恐怖に伴う反応は、ひどい体験のあとでは当たり前のことだと伝えてみましょう。それだけで安心するのです。話ができるときは十分に聴いてください。逆に話すことで恐怖が深まることもあるので、その見極めが肝心です。どうしようもない恐怖感は、時間の経過とともに、徐々に薄れていくことを伝えてみましょう。

〈罪悪感をとりのぞく〉

事件や事故は、いつ、誰に突然起こるかわかりません。罪悪感をもっているのならば、それがどんなにつらいことかを受けとめてあげましょう。傷ついている人はいつも、自分を責めさいなむ材料を探しています。もしも理性的に自分を責めているときは、「それは本当かもしれないし本当ではないかもしれない。でも、どちらにしても、あなたはそれが起こることを望んではいなかった」という意味のことを伝えます。

〈怒りを認める〉

女性は怒りを我慢して許す傾向があり、男性は感情をあらわすことは弱さのあらわれだと思っていることが多いのです。どちらも自分の抑えきれない怒りに困惑し、未熟さのあらわれではないかと気にかけているのです。ですから、理不尽な出来事に対する怒りは、人間として当然の感情であることを伝え、怒りは抑える必要も我慢する必要もないことを伝えます。ただし、どのような感情をもってもよいが、行動するときには客観的、理性的に選択しなければならないことを伝えます。

〈強くなることを勧めない〉

トラウマ体験をもつ人は、外見上どんなにしっかりして見えるときも、自分自身で「強い」と感じていることはありません。「強いね」「もう大丈夫だね」といわれても困惑するだけで、わかってもらえていないと感じてしまいます。早く元気になろうと頑張りすぎると、何年もたってからトラウマ体験のフラッシュバックが起こりやすいものです。本当の立ち直りには何年もかかること、ボーッとして何もできない自分を責める必要はないことを伝えます。長年すぎても時々フラッシュバックという苦悩が訪れることがありますが、それも当たり前のことだと伝えます。

第六章

臨床援助的接近のありよう

第一節 「臨床援助」とは

ＰＴＳＤの症状には個人の生きる意味が反映しやすく、多様化します。従って、その症状に応じた多くの専門家が求められています。以下に、ＰＴＳＤに苦悩する人間にかかわる専門家に対する「臨床援助」のありようについて述べてみたいと思います。[35]「臨床」も「援助」も従来、医学、心理学、保健学、看護学、教育学などの分野で専門用語として使用されていましたが、「臨床援助」という用語としてはわたくしが知る限りでは使用されていません。

一人の人間が長い人生において、さまざまな援助的接近を受けることは当然のことであり、それらの援助的接近を包括した概念として「臨床援助」という用語を提唱してみたいと思います。これは、人間哲学を基盤にした専門家の連携を意味しています。現在、阪神・淡路大震災や地下鉄サリン事件などを機に、ＰＴＳＤの概念が急浮上し、様々な専門家が、分断された形で己れの独自性を主張しているように思えます。この場合、援助を受ける側の人間にとっては、一方的なテクノロジーとメソドロジーの犠牲者になりかねません。心理学も医学も、教育も福祉も、専門分野として不連続的細分化を主張するのでなく、ＰＴＳＤに苦悩する人間に対して、統合的、連続的、共通的基盤をもった人間学的科学や哲学の上に援助がなされるべきです。一人の人間に対して、医師も看護師も、臨床心理士も、法律家も教師も、援助を受ける者に関わる人間すべてが、共通的、連続的人間観に立脚する時、「臨床援助」というかかわりが成立するのです。

たとえば、ＰＴＳＤに苦悩する人間にとって、身体症状に関しては内科医、心理的苦悩に関しては臨床心理士や精神科医、看護師、社会的ネットワークに関してはＰＳＷ（精神科ソーシャルワーカー）、子どもにおいては教師や両親、補償問題に関しては法律家など、周囲のあたたかい連携が必要になります。人間のライフサイクルの、その時々において、それぞれの臨床援助の専門家がケースネットワークを設定する必要があります。一人の人間をめぐって、臨床援助をおりなす人々が、人間学的接近という共通の基盤に立ち、ホリスティック・アプローチ（全体的、統合的接近）を展開し、連携し、継続していく時に、その人間の「生きる意味」は次第に確立されてゆきます。

ＰＴＳＤに苦悩する人間にとって、心から信頼し、安心できる援助者との出会いは、その人間の治療的予後も良好にさせます。これは、援助者の有する受容的・共感的態度を基盤にした、あたたかい人間観、治療観からにじみ出てくるものです。

先述したように、PTSDに苦悩する人間には、様々な防衛機制がはたらきます。PTSDにかかわる者は、目に見える行動（光）と、目にみえない苦悩（影）を十分に洞察しなければなりません。

援助者が自己の治療モデルやテクニックに拘り、その枠組の中でしか接することができない時、病む人間にとって、その関係は閉ざされたものとなり、真の援助関係は存在しなくなります。

ヴァイツゼッカー(123)は、「生命あるものにたずさわる者は、生命（人間）に対する哲学をもて」と述べています。彼は、治療観に関して、現代の治療科学や治療技法は急速に発展し、細分化されてきましたが、治療の中心である人間観は極めて貧困であると、医学者として批判的考察をしています。臨床援助学とは、ヴァイツゼッカーのいう「生命（人間）に対する哲学」そのものであると思うのです。

地下鉄サリン事件にかかわった者は、高度な科学的知識と技術を有している人間でした。しかし、彼らには、「生命に対する人間科学（哲学）」が欠けており、その結果、大量虐殺を犯し、多くの人間に心の後遺症を残してしまったといえます。自己喪失的カルト集団の人間観は、ユダヤ人に自己の否定的側面を投影し、虐待したナチス・ドイツのそれに通じます。

また、救急医療の科学と技術は、急速に発展してきましたが、それは身体医学的側面への対応が中心でした。生きた人間の命を救う者は、身体機能の回復と同時に、「心（精神）の命」を救わねばなりません。生き残り得た残りの人生を如何に生きていくかという援助が、今後問われるでしょう。救急医療体制にスタッフの一員として心の専門家（臨床心理士など）が参加することは、その後の援助において重要な意味をもつことを強調しておきたいと思います（米国、ロサンゼルスやサンフランシスコでの大地震後の救急隊には、医師や看護師のみならず、専門の臨床心理学者が含まれていたといいます）。

第二節　コミュニティ・アプローチ

他者とトラウマ体験を共有するということが、「世界には意味がある」という感覚を再建するための前提条件になります。この過程において、被害者・被災者はもっとも身近な人たちだけでなく、より広い社会からの援助を探し求めます。社会側からの反応がどうであるかはトラウマが最終的には解消されるか否かを強く左右します。トラウマを受けた人と社会との間の裂け目を修復する作業は、第一にトラウマとなった事件を公衆が正しく認知し評価することであり、第二に社会がどういう行動をとるかにかかっています(34)。

また、被害・被災後の時期に応じて、ケアのシステム、介入のありようを変え、工夫する必要があります（例えば、危機介入から予防、集団への援助から個別治療へ）。

われわれは鹿児島県北西部地震の際、表五のようなネットワークづくりを試み、支援体制を確立してきました。大人へは医師会の協力を、激震地区へは研修会や個別相談の実施を、子どもへは教育委員会の全面協力（調査用紙の印刷、配布、回収をすべて担当）を、鹿児島大学からのバックアップを、報道機関へは執拗なインタビュー等への配慮を、周囲の人々へはＰＴＳＤへの理解が効を奏すこと等を啓発してきました。予算は、大学の研究費以外に科学研究費プロジェクトや労働省（現在の厚生労働省）のプロジェクトを利用しました。また、他大学等より協力の依頼があり、調査に関する経費を策定することができました。大切なことは、「行政をうごかす力」であったと思われます。ＰＴＳＤの「きづき」をもって行政が動かないかぎり、コミュニティ・ケアはきわめて困難になります。

鹿児島県出水市土石流災害においても同様のシステムを作り、介入を行ってきまし

表5

１９９７年鹿児島県北西部地震：心のケアシステムづくり（久留）

被災後（月）	北西部ＰＴＳＤ出現率 児童生徒	成　人	激震地区		援助方法	対　象
0～1	―	―	37.7%	予防的危機介入	スタッフとの共通理解と連携 ＰＴＳＤの啓発 ＰＴＳＤ研修会 ガイドライン配布	町長、行政担当者等 報道機関 スタッフ* 上記関係者
2～3	10.2%	―	―	↓	共通理解と連携 ガイドライン配布	県教委 学校 児童生徒 保護者
4～6	4.5% 鹿児島市2.4%	6.5%	13.2%	スタッフ養成／個別相談	激震地区研修会/個別相談会 ガイドライン配布 ＰＴＳＤ研修会 ＰＴＳＤの啓発 共通理解と連携	激震地区住民 スタッフ* 報道機関 産業保健推進センター
7～12	3.1%	―	18.5%	↓	ＰＴＳＤ研修会 ＰＴＳＤ研修会 個別相談会 ＰＴＳＤ研修会	県医師会 事業主 衛生管理者 保健師など 住民 スタッフ*
13～18	1.8%	4.2%	8.2%	↓	共通理解と連携 激震地区個別相談会 （２回開催） 文部省ＳＣ事業開始 （被災36ヵ月後まで）	行政担当者 激震地区住民 ＰＴＳＤのテーマ指定校
19～24	1.8%	―	8.3%	↓	ＰＴＳＤ研修会 激震地区個別相談会 （２回開催） ガイドライン配布 共通理解と連携	臨床心理士会 激震地区住民 行政担当者
25～				↓		

注）＊：行政担当者、学校長、養護教諭、教師、保母、医師、保健師、公民館長など

た。ここでは、月に一回、臨床心理士二名により訪問治療を継続し、被災した子どもへは、PTSDの専門教育を受けた大学院生により、毎週、プレイ・セラピー的アプローチによる訪問治療を行ってきました。調査は、死者が出ていることも配慮し、地域の保健師により個別にききとり調査を行ってもらいました。PTSDを発症しているにもかかわらず、調査や相談を拒否される人々へは、健診などを利用し、保健師により、さりげなく配慮してもらうようにしました。

ロンドン大学精神医学研究所のユール教授は、ユニセフの依頼で、ボスニア・ヘルツェゴビナに助手と二人で危機介入に入りました。彼らは、まず、PTSDについての実態調査を行いました。そして、子どもたちに直接かかわる専門家たち（教育、医療、福祉関係のスタッフなど）を集め、PTSDに関する研修を行いました。そして、研修を受けた専門家は、地域に帰り、子どもたちのケアをするという方法をとったといいます（われわれも、たった二人の臨床心理士で、コミュニティへ介入してきました）。

われわれの援助のあり方がどのように効を奏したのかはわかりませんが、すくなくともPTSDに苦悩する子どもは減少していることが明らかになりました。

今後は、予測できない自然災害に対して、必要に応じて心の支援体制を確立できるよう、「心の防災」にも十分な配慮をする必要があります。

災害が人間関係を損なうものであるということは、換言すれば、災害を受けた人間の転帰は、彼らを取り巻く人々の態度によって、大きく左右されるということです。周囲の人々の理解が、災害による傷つきを癒すでしょう。ＰＴＳＤに苦悩する人間は、その痛みを共感的に傾聴する者を得たとき、災害で失った社会とのつながりや信頼関係を回復していくように思われます。

日常の営みを続けるコミュニティの人々のつながりの中に身をおくことで、健康な現実感を維持し、みんなが自分の苦しみを知っているという実感が孤立無援になることを防ぎ、それらがこういった危険性に歯止めをかける力となります。共に過去を悼み、ほのかに希望を抱けるようになることで、この段階を乗り越えることができますが、癒されるプロセスには辛く長く根気を必要とする過程であることをコミュニティの人々は自覚しておく必要があります[129]。

第三節　スクール・トラウマとその支援

「学校」は、全く突然に、火災や、修学旅行での生徒のけがや死、あるいは意図的な暴力事件などの惨事や危機に巻き込まれることがあります。災害が「体」や「心」に与える影響をできるだけ軽減するために、「学校」という組織がどのように役立つことができるかを提案してみようと思います。中でも、「学校における防災教育」の啓発は、危機が発生したときのショックをやわらげます。

以下に、ユールたちの「Wise Before the Event（スクール・トラウマとその支援）」[131]を要約して述べます。PTSDへの「きづき」があることで、その後の対応が潤滑にすすむように思われます。

(1) 災害直後にすること

①正確な情報を得ること
②内外の情報を伝えること（緊急時の電話回線、携帯電話の活用）
③問い合わせへの対処（記録を残しておくこと、最新の緊急連絡網を携帯すること）
④両親（保護者）へ情報提供をすること（連絡網の活用）
⑤マスメディアへの対処をすること（マスコミ担当者を決め、報道関係者への説明会を設定する）
⑥教職員への正確な情報提供を早急にすること

⑦生徒への情報提供をする（簡潔に事実のみを伝える。質問には可能な限り率直に答える）
⑧いつもの日課を忠実に行なう
⑨行政（市町村長）や地区（市町村）教育委員会への情報提供をすること（速やかに行う）
⑩葬儀へ出席をすること（葬儀の習慣についての問いあわせをしておくなど）

(2) 短期的展望に立った活動

①子どもと保護者（親）との再会を早急にすること
②教職員の管理（特定の職員に負担がかからないような支援体制づくりをする。休息とディブリーフィングの場を提供する）
③職員の、惨状について話したいという気持ちを認めること（必要に応じ、語り合う時空間を提供する）
④外部の専門家と連携（共通理解）すること（災害が起きる前に、専門家のリストを作成しておく）
⑤出来事について話したいという子どもたちへの配慮をすること（できるだけ特定

の職員に話せるようにする。傾聴することと、インフォームド・コンセントを大切に）
⑥子どもの表現活動（作文、絵画など）を尊重すること（ただし、表現活動を無理強いしないこと。自らの自然な表現活動に共感すること）
⑦災害に巻き込まれなかった子どもたちへ教育をすること（〝正常〟なストレス反応に対する共感的理解を深める）
⑧災害後の適応については個人差があることを理解すること（それぞれのペースを尊重し、個別的配慮をする）
⑨幼い子どもの反応を理解すること（災害のことを遊びに取り入れることは傷ついた心が健康に向かうプロセスである）
⑩災害による影響を観察し、保護者との連携を密にする（見えにくいサインを察知するのに役立つ）
⑪ディブリーフィングによるふれあいを大切にすること（何が起きたのかを明らかにし、それによる「正常な反応」を共に理解し、援助の仕方を話し合う）
⑫共感を示すこと（〝ガンバレ！〟など過度の励ましは控える）

(3) 中期的展望に立った活動

①学校へ復帰するための援助をする（普段通りの生活に戻ることが大切であり、勉強は無理のないよう配慮する）
②子どもに合った授業のやり方を探る
③教職員のための専門家の支援を要請する
④教職員は子どもたちを支える（受容と共感のかかわり）
⑤子どもたちに対する専門家の治療を行なう（秘守義務への理解）
⑥葬儀へ参列する（告別の言葉を自由に伝えられること）
⑦特別集会や追悼式を行なう（儀式を行なうこと自体に治療的意味があるが、再体験の症状を煽ることのないよう、配慮が必要である）
⑧家族へ十分な情報を伝え、家族が対応できるようにする（援助の方法や連絡先など）
⑨子どもたちの経過について観察を継続し、ＰＴＳＤが疑われる場合は、専門家へつなぐ

(4) 長期的展望に立った計画

どんなに精神的な苦痛に満ち、ストレスフルであっても、トラウマとなる出来事はしばしば、それまでの生活習慣や、個人的な志向性や価値観を再検討する機会となります。悲惨な出来事は、人々の気持ちを一つにします。学校におけるその体験は意味深いものがあり、教職員は、その出来事が招いたコミュニティの一体感を、記憶にとどめておくべきだと思います。学校は、その危機の影響は、何年も持続するということを決して忘れてはなりません。

①影響されやすい子どもから目を離さない（記録管理システムによる共通理解：誰もが子どもについての記録を参照することができるようにする）
②記念日に注意すること（重傷を負った子どもや遺族の希望や心情をくむこと）
③死因審問、査問委員会、葬儀の延期、出廷などの法的手続きはフラッシュバックへの配慮が必要
④話の顚末が変わることがあることを理解しておくこと（罪の意識や他人を非難する気持ちが交互にあらわれる）

(5) 不測事態対応計画

この計画をたてることが当初は時間のかかることにみえても、学校内の教職員全員が、自分たちがこの計画の参加者（一部）であると理解することがまず重要です。職員会議や職員研修会を、その設立（編成など）に費やすことは、重要なことです。そのことによって危機的出来事が発生した際、職員は無駄な時間を浪費することなく決断し、いちいち任務についての説明を待つことなく、行動に移すことが可能になるのです。

①起こり得る危機を予測しておく
②適切な支援機関と支援者を選択し、問いあわせ先(住所、電話番号、担当者など)を明確にしておく
③危機が発生した際、対応の遅れやそれ以上の損害を避け、できるだけ円滑に展開するよう、具体的行動の実施計画、責任の所在を割り振っておくこと

最後に、スクール・トラウマへの危機介入のありようを付しておきます。

付

任務	時間尺度
ア　危機発生時の事実に基づいた情報の入手	数時間内
イ　管理責任者は支援要員と会見すること	数時間内
ウ　危機介入班を設けること	数時間内
エ　家族との接触	数時間内・すべて報告されるまで継続する
オ　情報伝達のための教職員会議を召集	できればその日のうちに
カ　小規模グループ単位で子どもたちへ知らせること	できればその日のうちに

キ	災害に巻き込まれた教職員に対するディブリーフィングの場の設定	できればその日のうちに
ク	災害に巻き込まれた子どもたちに対するディブリーフィングの場の設定	健康状態や安全性を考慮に入れ、できるだけ早く
ケ	ハイリスクの子どもたちと教職員の確認	災害後、数日中に
コ	クラス内でのディスカッションを促進すること	災害後の数日、数週間内に
サ	治療を要する集団あるいは個人を確認すること	災害後の数日、数週間を越えて漸増的に
シ	治療法を系統立てること、など	必要に応じて

あとがき

私は、一九八九年から一九九〇年にかけて、ロンドン大学精神医学研究所（Institute of Psychiatry:IOF）並びに王立モーズレイ病院（The Maudsley Hospital）において、William Yule（ウイリアム・ユール）教授のもとで、PTSDの研究と臨床を体験する機会に恵まれました。文部省在外研究員（客員教授）としてのわたくしは、この未知の研究分野に出会い、とてもエキサイトしていました。

この時のおもしろいエピソードがあります。「日本人は、PTSDにならないというが、本当か？　日本人の心理学者から聞いたことがあるんだが。」とユール教授が、笑みを浮かべながら尋ねました。わたくしは汗顔の至りで、「日本ではPTSDの診断的概念がコンセンサスを得ていないので、知られていないせいでしょう。」と答えました。するとユール教授は、「広島や長崎の原爆のサバイバーについての臨床的研究は、どうなっているのか？」とまた尋ねてきました。返答に困った私は、大慌てで日本の友人へ、「PTSDに関する日本の文献を大至急検索してほしい。」と国際電話をかけました。しかし、「それに関する文献は検索されませんでした。」という返事をもらい、「日本人も欧米人と同じ人間なのに。」と一人呟いたことが思い出されます。

一九九〇年に帰国後、数年に渡り、幾つかの学会でPTSDに関する診断的概念と事例発表をいたしました（これらの事例は、心理学関係の学会において、ポスト・トラウマティック・カウンセリングを実施した初めてのケースではないかと思います）が、余り関心は寄せられなかったように思います。ユール教授のあの質問がしみじみと感じられた頃でした。わたくしの知る限りPTSDに関する診断的コンセンサスがほとんどない時代であり、無理もないことでした。

その間、阪神・淡路大震災、地下鉄サリン事件をはじめ、最近では、えひめ丸沈没事故、池田小児童殺傷事件、ニューヨーク同時多発テロ事件、東シナ海工作船事件など、次々にトラウマティックな事件、事故、災害が発生し、トラウマ・ケアの重要性が取り上げられてきました。その背景には、PTSDの「みたて」と「きづき」が、医学、心理学、司法、行政、学校や養護施設など、いたるところで問われてきた経緯があります。また、虐待、いじめ、ストーカー、性犯罪、D・V（ドメスティック・バイオレンス）なども、トラウマを被ることがわかり、そのケアのあり方が重要視されるようになってきました。さらに、日本臨床心理士会では、被害者支援専門委員会が発足し、さまざまな研修活動や支援活動が試みられるようになりました。

最近、次のような示唆にとむエピソードを伝え聞きました。例えば、ニューヨーク同時多発テロ事件のトラウマ・ケアにおいては、米国に永住する日本人家族（特に、両親のどちらかが米国人の場合）は、米国人によるケアを求め、帰国する予定の日本人家族は、日本人によるケアを求める傾向がみられたといいます。以前よりわたくしは、ケアに際し、欧米のケアをそのまま直輸入するのでなく、日本の精神的風土にあったケアのありようが重要であることを提言してきました。したがって、本書の活用においても、わが国の精神文化や地域性になじむような「ポスト・トラウマティック・カウンセリング」のあり方が、重要な意味をもつものと思われます。特定の「方法」のみにこだわることで、真の支援のありようが盲目になってはならないとつくづく思うこの頃です。

本書執筆にあたりましては、引用文献が大変、多くなってしまいました。本来ならば、文面に執筆者を入れるべきところですが、編集上の都合で、文献番号の付記になってしまいましたことをお断りし、お詫び申し上げます。

また、本書完成にあたり、特に、鹿児島大学教育学部附属教育実践総合センター研究協力員でありました餅原尚子先生（現在、鹿児島純心女子大学国際人間学部講師）には、文献検索をはじめ、校正にいたるまで、きわめて丁寧な協力をいただきました。

さらに、臨床心理士やスクールカウンセラーの先生方には、読者の視点から何度も査読をしていただきました。これらの方々の協力なしには本書の出版はなかったと思っています。これらの先生方に心から感謝の意を表します。

最後になりましたが、駿河台出版社長の井田洋二氏、編集部の石田和男氏には、出版にあたって二年余にわたり、丁重なご援助、ご高配を賜りましたことに深く感謝いたします。この本がPTSDの支援に少しでも役立つことを心から願っておりますとともに、何よりも、そのような出来事が再び起きないことを強く願っております。

二〇〇三年　初春　　桜島の噴煙をながめつつ

久留　一郎

『事件、事故、災害は、突然であり、予期せず防御できない状況で降りかかってくる。被害者、被災者は、青天の霹靂で打ちのめされ、身近な人々によって傷つき、リサーチの専門家によって虐待され、一方的な事情聴取やマスコミの取材によって、未来を奪われる。そのような悲惨な状況にある人間によりそい、手をさしのべ、さらなる研究をすすめる責務を我々は担っている。』

（＊トラウマ・ケアに携わる臨床家らのことばより）

〈引用文献〉

（1） American Psychiatric Association, "Diagnostic and Statistical Manual of Mental Disorders. Third edition." A. P. A., Washington, 1980.

（2） American Psychiatric Association "Diagnostic and Statistical Manual of Mental Disorders. Third edition-revised" A. P. A., Washington, 1987.

（3） American Psychiatric Association "Diagnostic and Statistical Manual of Mental Disorders. IV edition." A. P. A., Washington, 1994.

（4） 飛鳥井望　外傷概念の歴史的変遷とＰＴＳＤ　精神科治療学　第一三巻第七号　八一一～八一八　一九九八

（5） 飛鳥井望　biopsychosocialモデルとしてのＰＴＳＤ　松下正明総編　臨床精神医学講座六　外傷後ストレス障害（ＰＴＳＤ）　中山書店　二〇〇〇

（6） Bell. P., Kee. M., Loughrey. G. C., et al. "Post-traumatic stress in Nothern Irel and." Acta Psychiatry Scand, 77, 166-169, 1988.

（7） Berthold P. R. Gersons, M.D., Ph.D. / Ingrid V. E. Carlier, Ph.D.　災害救助業務に関連した心的外傷への治療的介入（警察官および消防士など）　松下正明総編　臨床精神医学講座六　外傷後ストレス障害（ＰＴＳＤ）　中山書店　二〇〇〇

（8） Brett. E. A., Ostroff. R. "Imagery and Posttraumatic Stress Disorder" On Overview, in the American Journal of Psychiatry, 142, 4, 147-424, 1985.　ブレット・オストロフ　イメージと心的外傷（吉田和弘訳）　青土社　一九九四

（9） Burgess, A. W., Hartman, C. R., McCausland, M. P. et al "Response pattern in children and adlescents exploited through sex rings and pornography. "American Journal of Psychiatry, 141, 656-662, 1984.

（10） Burstein. A. "Posttraumatic stress disorder found in general hospital psychiatric consultations." Am J Psychiatry, 141, 722-723, 1984.

（11） Burstein.A. "Can monetary compensation influence the course of a disorder?" Am J Psychiatry, 143, 112, 1986.

（12） Carney, D. A., Russell, R.C.: An overview of sexual harassment, Am. J. Psychiatry 151: 10-17, 1994.

(13) Coenjian, A. A mental health relief programme in Armenia after the1988 earthquake: Implemention and clinical observations. British Journal of Psychiatry, 163; 230-239, 1993.
(14) Cooper, N.A., Clum. G. A. "Imaginal flooding as a supplementary treatment for PTSD in combat veterans: A controlled study." Behav Therapy, 20, 381-391, 1989.
(15) Crull, P.: Stress effects of sexual harassment on the job: Implications for counseling. Am. J. Orthopsychiatry 52: 539-544, 1982.
(16) Davidson, J. R. T., Foa, E. B. "Post Traumatic Stress Disorder. DSM-IV and Beyond." American Psychiatric Press, Washington D. C., 1993.
(17) Diamond, S. Maliszewski, M, "Headache and posttraumatic stressdisorder." In: (ed.), Marion E. Wolf, Aron D. Mosnaim. Posttraumatic Stress Disorder. Etiology, Phenomenology, and Treatment. American Psychiatric Press. Washington, D. C., 106-113, 1990.
(18) Duldt, B.W.: Sexual harassment in nursing. Nurs oytlook 30: 336-343, 1982.
(19) Emery. P. E., Emery. O. B. "The defense process in posttraumatic stress disorders." Am J Psychotherapy, 39, 541-552, 1985.
(20) 榎戸芙佐子　いじめによるＰＴＳＤ　不安・抑うつ臨床研究会編　ＰＴＳＤ：人は傷つくとどうなるか　日本評論社　二〇〇一
(21) エリアナ・ギル（西澤哲訳）　虐待を受けた子どものプレイセラピー　誠信書房　一九九七
(22) Evelyn, J.Bromet（道辻俊一郎訳）　自然災害の心理的影響　季刊精神科診断学　第七巻第一号　一一～二一　日本評論社　一九九六
(23) Ferenczi, S.: Psychanalyse III. Oeuvres completes 1919-1926. Payot, Paris, p40-43, 1993.
(24) Foa. E. B., Steketee. G., Rothbaum. B. O. "Behavioral / Cognitive conceptualizations of post-traumatic stress disorder." Behav Terapy, 20, 155-176, 1989.
(25) Freud, S.: Introductory lectures on psychoanalysis. Penguin Books, London, p313-317, 1991.
(26) 藤森和美・藤森立男・山本道隆　北海道南西沖地震を体験した子どもの精神健康　精神療法　第二一巻第一号

金剛出版　一九九六

(27)　藤森和美　子どものトラウマと心のケア　誠信書房　一九九九

(28)　Gabbard, G. O. "Psychodynamic psychiatry in Clinical Practice. The DSM-IV Edition." American Psychiatric Press, Washington, D. C., 1994.

(29)　Grady, D. A., Woolfork. R. L., Budney. A. J. "Dimensions of war zone stress: An empirical analysis." J Nerv Ment Dis, 177, 347-350, 1989.

(30)　Green, B. L.: Defining trauma: Terminology and generic sterssor dimensions. J. Applied Soc. Psychiatry, 20; 1632-1642,1990.

(31)　Green, B. L. Psychosocial research in traumatic stress: An update Journal of Traumatic Stress, 7 (3), 341-362, 1994.

(32)　阪神大震災によるＰＴＳＤへの対応を支援する会　被災者の心のケアガイドライン　一九九五

(33)　畑下一男　頭部外傷後の神経症　現代精神医学体系一三Ｂ　中山書店　二六三〜二八〇　一九七五

(34)　Herman, J.L., "Complex PTSD. A syndrome in survivors of prolonged and repeated trauma. "J.Traumatic Stress, 5, 377-391, 1992.(中井久夫訳)　心的外傷と回復　みすず書房　一九九六

(35)　久留一郎　臨床援助の心理学　北大路書房　一九八九

(36)　久留一郎　在外研究についての報告〜ロンドン大学精神医学研究所（モーズレイ病院）にて〜　鹿児島県医師会報（学術）平成二年九月号　一九九〇

(37)　久留一郎　心的外傷後ストレス障害（ＰＴＳＤ）に関する心理学的研究（Ｉ）　九州心理学会第五一回大会発表論文集　一九九〇

(38)　久留一郎　心的外傷後ストレス障害（ＰＴＳＤ）に関する心理学的研究（Ⅱ）　日本小児科学会鹿児島地方会第八八回大会抄録集五三　一九九一

(39)　久留一郎　心的外傷後ストレス障害（ＰＴＳＤ）に関する心理学的研究（Ⅲ）　日本学校保健学会発表論文集　一九九二

(40)　久留一郎　心的外傷後ストレス障害（ＰＴＳＤ）に関する心理学的研究（Ⅳ）　日本応用心理学会発表論文集　一九九三

(41) 久留一郎・餅原尚子　外傷後ストレス障害（PTSD）に関する治療心理学的研究～極度のいじめの事例を通して～　鹿児島大学教育学部研究紀要　四七　一九九五

(42) 久留一郎　外傷後ストレス障害と人的災害　人間性心理学研究第一三巻第二号　日本人間性心理学会　一九六～二一〇　一九九五

(43) 久留一郎・餅原尚子　極度のいじめを機に発症した外傷後ストレス障害（PTSD）～ロールシャッハ・テストを通しての心理治療的経過～　ロールシャッハ研究三八　金子書房　一一七～一四八　一九九六

(44) 久留一郎　PTSD：外傷後ストレス障害　日本児童研究所編　児童心理学の進歩　一九九六年版　金子書房　二一七～五六　一九九六

(45) 久留一郎　PTSDとは　教育と医学第四五巻第八号　教育と医学の会編　慶應義塾大学出版会　四～一一　一九九七

(46) 久留一郎・餅原尚子　PTSDの診断的概念と心理査定　ロールシャッハ研究三九　金子書房　一～一六　一九九七

(47) 久留一郎・餅原尚子・小田奈緒美・谷口智英・児玉さら　鹿児島県北西部地震に関する心理学的研究（Ⅱ）～被災3ヵ月後の児童生徒の外傷後ストレス障害（PTSD）に関する調査分析～　鹿児島大学教育学部紀要　四九巻　一九九八

(48) 久留一郎・餅原尚子・児玉さら・大平落明美・石原千草・久留章子　鹿児島県北西部地震に関する心理学的研究（Ⅵ）～被災児童生徒の三ヶ月後、六ヶ月後、1年後のPTSDに関する調査～　鹿児島大学教育学部研究紀要　五〇巻　一九九九

(49) 久留一郎　災害被害者の心理とその援助～心理臨床家の〝きづき〟としてのPTSD～　第一回被害者支援研修会　日本臨床心理士会被害者支援専門委員会　二〇〇〇

(50) 久留一郎・餅原尚子・大平落明美・児玉さら・久留章子　鹿児島県北西部地震に関する心理学的研究（Ⅸ）～児童生徒の被災二年間のPTSD出現率（継時的変化）～　鹿児島大学教育学部研究紀要　五一巻　二〇〇〇

(51) 久留一郎　スクールカウンセラーとPTSD～カウンセラーの「きづき」としてのPTSD～　現代のエスプリ別冊：臨床心理士によるスクールカウンセラーの実際と展望　至文堂　二〇〇〇

（52）　Horowitz, M. J., Wilner, N., Kaltreider, N., et al. "Signs and symptoms of posttraumatic stress disorder." Arch Gen Psychiatry, 37, 85-92, 1980.
（53）　市井雅哉　いじめというトラウマ～認知の視点から～　藤森和美編　子どものトラウマと心のケア　誠信書房　一九九九
（54）　石井朝子、小西聖子　米国における児童期の性的虐待被害研究とＰＴＳＤ～歴史と現況～臨床精神医学第二九巻第一号　二三～二七　二〇〇〇
（55）　岩井圭司　被災地のその後～阪神・淡路大震災の三三ヶ月～　こころのケアセンター編　災害とトラウマ　みすず書房　一九九九
（56）　岩井圭司、加藤寛、飛鳥井望、三宅由子、中井久夫　災害救援者のＰＴＳＤ～阪神・淡路大震災被災地における消防士の面接調査から～　精神科治療学　第一三巻第八号　九七一～九七九　一九九八
（57）　Janet, P.: L'etat mental des hysteriques. Laffite Reprints. Marseille, p506-544, p647-688, 1983.
（58）　Jones, D. R. "Secondary Disaster Victims.: The Emotional Effexts of Recovering and Identifying Human Remains", in American Journal of Psychiatry, 142, 3, 303-307, 1985.　ディヴィッド・Ｒ・ジョーンズ（風野春樹・秋山剛訳）青土社
（59）　角川雅樹　１９８５年メキシコ大地震の経験から　精神医三〇　八二三～八二九　一九八八
（60）　金子雅臣　職場相談員のためのセクハラ防止完全マニュアル　築地書館　二〇〇〇
（61）　懸田克巳　心的外傷　児童臨床心理学事典　内山喜久雄監修　一九七四
（62）　春日武彦　ザ・ストーカー～愛が狂気に変わるとき　祥伝社　一九九七
（63）　河合隼雄　心的外傷の癒しの彼岸　河合隼雄・空井健三・山中康裕　臨床心理学大系一七　心的外傷の臨床　金子書房　二〇〇〇
（64）　川島めぐみ　レイプクライシス・カウンセリング　現代のエスプリ三五一　危機カウンセリング　至文堂　一九九六
（65）　Keane. T. M., Fairbank. J. A., Caddell. J. M., et al. "Implosive (fooding) therapy reduces symptoms of PTSD in Vietnam combat veterans." Behav Therapy, 20, 245-260, 1989.
（66）　Kempe, C. H., Silverman, FN, Steel, B. F., Droegemeller, W. & Silver, H. K. The battered child syndrome. Journal of

the American Medical Association, 181, 17-24, 1962.
(67) Kessler, R. C., Sonnega, A., Bromet, E. et al.: Posttraumatic stress disorder in the National Comorbidity Survey, Arch General Psychiatr 52: 1048-1060
(68) Kernberg, O. “Borderline Conditions and Pathological Narcissism.” Jason Aronson, New York, 1975.
(69) Kilpatrick. D. G., Saunders. B. E., Amick-McMulian. A., et al. “Victim and crime factors associated with the development of crimerelated post-traumatic stress disorder ”Behav Therapy, 20, 199-214, 1989.
(70) 木村登紀子　心的外傷後ストレス反応の援助指針～〝阪神大震災によるＰＴＳＤへの対応を支援する会〟作成のガイドラインと活動～」現代のエスプリ　至文堂　一九九六
(71) 金吉春　国際テロ事件の人質におけるＰＴＳＤとその予防　不安・抑うつ臨床研究会編　ＰＴＳＤ：人は傷つくとどうなるか　日本評論社　二〇〇一
(72) 小西聖子編　犯罪被害者遺族～トラウマとサポート～　東京書籍　一九九八
(73) Kroll, J. “PTSD / Borderlines in Therapy.” W. W. Norton, New York, 1993.
(74) 黒沢尚・岩崎康孝　災害時のパニック論　日本医師会雑誌一一〇（六）　一九九三
(75) Laufer. R. S., Frey-Wouters. E., Gallops. M. S. “Traumatic stressors in the Vietnam war and post-traumatic stress disorder.” In; Trauma and its Wake, edited by Figley. C. R., Brunner / Mazel, New York, 1985.
(76) Lindenmann. E. “Symptomatology and management of acute grief.” Am J Psychiatry, 101, 141-148, 1994.
(77) Loewenstein, R. J.（市田勝抄訳）ローウェンスタイン　解離、発達と外傷の精神生物学　精神療法第二一巻第六号　五六三～五七二　一九九五
(78) マクファーレン　自然災害の長期的転帰　こころのケアセンター編　災害とトラウマ　みすず書房　一九九九
(79) マクナマス（林春男・林由美訳）　災害ストレス～心をやわらげるヒント～　法研　一九九五
(80) Malt. U. “The long term psychiatric consequences of accidental unjury.” Br J Psychiatry, 153, 810-818, 1988.
(81) Marmar, C. R., Weiss, D. S., Pynoos, R. S.: Dynamic Psychotherapy of post-traumatic stress disorder. In: (edes.). M. J. Friedman, D. S. Charney, A. Y. Deutch. Neurobiological and Clinical Consequences of Stress. Lippincott-Raven, Philadelphia, p495-506, 1995.

(82) Masterson, J. F., CandaceOrcutt, Ph. D.　一九九〇年代アメリカにおける多重人格障害の理論と臨床の展望　こころの臨床ア・ラ・カルト第一三巻第四号　四〇三～四〇八　一九九四

(83) 松岡恵子・福井里江・栗田広　ストーキングとセクシャル・ハラスメント被害者のメンタルヘルス　臨床精神医学　第三〇巻第四号　三六五～三七〇　二〇〇一

(84) 宮地尚子　ＰＴＳＤ考～阪神大震災によせて～　誠信プレビュー　五五　一九九五

(85) 餅原尚子・久留一郎　外傷後ストレス障害（ＰＴＳＤ）に関する臨床心理学的研究（Ⅹ）～鹿児島県北西部地震・出水市土石流災害による心の健康調査～　日本心理臨床学会一七回大会発表論文集　日本心理臨床学会　一九九八

(86) 餅原尚子・久留一郎　ＰＴＳＤ（セクハラ・ストーカー被害）における裁判の意味　日本人間心理学会第二十回大会発表論文集　日本人間性心理学会　二〇〇一

(87) 森茂起　震災による心的外傷　河合隼雄・空井健三・山中康裕編　臨床心理学大系一七　心的外傷の臨床　金子書房　二〇〇〇

(88) 森山成彬　「心的外傷後ストレス障害」の現況　精神医学　第三二巻第五号　四五八～四六六　一九九〇

(89) 森山成彬　心的外傷後ストレス障害の歴史と展望一～三　日本医事新報　三四四　一九九〇

(90) 森山成彬　重度ストレス反応および適応障害の概念と歴史的展望　松下正明総編　臨床精神医学講座五　神経症性障害・ストレス関連障害　中山書店　三五～四八　一九九七

(91) 森山成彬　ＰＴＳＤの歴史的展望と病態　臨床精神医学第二九巻第一号　五～一〇　二〇〇〇

(92) 諸澤英道　トラウマから回復するために　講談社　一九九九

(93) Moscarello, R. "Posttraumatic stress disorder after sexual assault: its psychodynamics and treatment", J. Am. Acad. Psychoanal, 19, 2, 235-253, 1991.

(94) 村瀬嘉代子　子どもへの虐待は防げるか　教育と医学第四九巻第四号　教育と医学の会編　慶應義塾大学出版会　二〇〇一

(95) 村瀬嘉代子　児童虐待への臨床心理的援助～個別的にして多面的アプローチ～　臨床心理学第一巻第六号　金剛出版　二〇〇一

(96) 西澤　哲　子どもの虐待～その現状と子どもへの心理療法的アプローチ～　心理臨床　第八巻第二号　一〇三～一〇九　一九九五
(97) 西澤　哲　子どものトラウマ　講談社現代新書　一九九七
(98) 西澤　哲　トラウマの臨床心理学　金剛出版　一九九九
(99) 西園昌久　心的外傷　新版精神医学事典　弘文堂　一九九三
(100) 岡野憲一郎　外傷性精神障害　岩崎学術出版社　一九九五
(101) 岡野憲一郎　外傷性精神障害のスペクトラム　精神科治療学　第一〇巻第一号　九～一九　一九九五
(102) 岡野憲一郎　急性ストレス反応、外傷性ストレス障害　松下正明総編　臨床精神医学講座五　神経症性障害・ストレス関連障害　中山書店　一九九七
(103) 奥山眞紀子　被虐待児童の治療とケア―　臨床精神医学　第二六巻第一号　一九～二六　国際医書出版　一九九七
(104) 奥山明良　職場のセクシュアル・ハラスメント　有斐閣　一九九九
(105) 大田保之編著　災害ストレスと心のケア　医師薬出版　一九九六
(106) 太田幸雄　頭部外傷の精神医学　国際医書出版　一九八〇
(107) 大山みち子　性犯罪被害者の心的外傷　河合隼雄・空井健三・山中康裕編　臨床心理学大系一七　心的外傷の臨床　金子書房　二〇〇〇
(108) 「夫（恋人）からの暴力」調査研究会　ドメスティック・バイオレンス　ゆうひかく選書　一九九八
(109) Pathe. M., Mullen. P. E. The impact of stalkers on their victims. Br. J. Psychiatry 170: 12-17, 1997.
(110) Raphael, B. "The Anatomy of Bereavement." New York: Basic Books, 1983.
(111) Raphael, B. "When Disaster Strikes." Hutchinson London, 1986.　ラファエル（石丸正訳）　災害の襲う時～カタストロフィの精神医学～　みすず書房　一九八八
(112) 斎藤　学　児童期性的虐待について　思春期青年期精神医学　第四巻第一号　一九～三八　一九九四
(113) 下河辺美知子　歴史とトラウマ～記憶と忘却のメカニズム～　作品社　二〇〇〇
(114) Solomon. Z., Weisenberg. M., Schwarzwald. J., et al. "Posttraumatic stress disorder among frontline soldiers with combat

stress reaction: The 1982 Israeli experience." Am J Psychiatry, 144, 448-454, 1984.

(115) Solomon, Z. "Back to the Front: Recurrent Exposure to Combat Stress and Reactivation of Posttraumatic Stress Disorder", In: (ed.), Marion E. Wolf, Aron D. Mosnaim. Posttraumatic Stress Disorder. Etiology, Phenomenology, and Treatment. American Psychiatric Press. Washington, D. C., 114-138, 1990.

(116) Somnier. F. E., Genefke. I. K. "Psychotherapy for victims of torture." Br J Psychiatry, 149, 323-329, 1986.

(117) 総理府男女共同参画室　つきまとい行為について　男女間における暴力に関する調査（概要版）総理府男女共同参画室　二〇〇〇

(118) Spiegel, D, "Multiple personality as a posttraumatic stress disorder." Psychiatr. Clin. North Am. 7, 101-110, 1984.

(119) 田中　究　いじめとＰＴＳＤ　思春期青年期精神医学　第一一巻第二号　九九～一〇六　二〇〇一

(120) 棚瀬一代　乳幼児虐待とその心理的ケア　河合隼雄・空井健三・山中康裕編　臨床心理学大系一七　心的外傷の臨床　金子書房　二〇〇〇

(121) Terr. L. C. "Chowchilla revisited: The effects of psychic trauma four years after a shooolbus kidnapping." Am J Psychiatry, 140, 1543-1550, 1983.

(122) van der Kolk, B. "Psychological Trauma." American Psychiatric Press, Hillsdale, NJ, 1987.

(123) Watson. C. G., Kucala.T., Manifold. V., et al. "The relationships of post-traumatic stress disorder to adolescent illegal activities, drinking, and employment." J Clinical Psychology, 44, 592-598, 1988.

(124) Weizsäcker, V. V.　ゲシュタルトクライス　木村　敏・浜中淑彦訳　みすず書房　一九七五

(125) Wilkinson. C. B. "Aftermath of a disater: The collapse of the Hyatt Regency Hotel Skywalks." Am J Psychiatry, 140, 1134-1139, 1983.

(126) Wilson. J. P., Smith.W.K., Johnson.S.K. "A comparative analysis of PTSD among various survivor groups."In; Trauma and its Wake, edited by Figley. C. R., Brunner / Mazel, New York, 1985.

(127) WHO "World Health Organization 10th Revision of the International Classification of Diseases chap. V(F)Mental, Behavioural and Developmental Disorders, Clinical Descriptions and Diagnostic Guidelines." ,1992.

(128) 山崎晃資・吉田友子・河合健彦・成田奈津子・渥美真理子・平野浩一　災害と子どものメンタルヘルス　精神

療法　第二二巻第一号　金剛出版　一九九六
(129) 山崎晃資　子どものＰＴＳＤ　教育と医学八月号　教育と医学の会編　一九九七
(130) 四方燿子・増沢　高　育ち直りを援助する～情緒障害児短期治療施設でのチームワークによる援助～　臨床心理学　第一巻第六号　二〇〇一
(131) 吉田小百合・福井里江・栗田広　ストーキングの実態と被害者の精神健康に関する研究　臨床精神医学　近刊
(132) Yule, W., Gold, A., Wise before the event, Published by Calouste Gulbenkian Foundation, London, 1993.（久留一郎訳　スクール・トラウマとその支援～学校における危機管理ガイドブック～誠信書房　二〇〇一）
(133) 財団法人東京女性財団　セクシュアル・ハラスメントのない世界へ　有斐閣　二〇〇〇

〈参考文献〉

・河合隼雄・日本心理臨床学会・日本臨床心理士会　心を蘇らせる～こころの傷を癒すこれからの災害カウンセリング～　講談社　一九九五
・丸田俊彦　心的外傷と心的現実～観察者の心的現実をめぐって～　精神科治療学　第一〇巻第一号　三―八　一九九五
・西岡和郎・笠原 嘉　解離・多重人格のメカニズム　精神科治療学第一〇巻第二号　一二一―一三〇　一九九五
・野田正彰　災害救援　岩波新書　一九九四
・小田 晋　心の傷とは何か　イマーゴ　第五巻第八号　青土社　三四―四三　一九九四
・安 克昌　心の傷を癒すということ　作品社　一九九六
・Davidson, J.　心的外傷後ストレス障害の臨床的処置　不安障害の治療　創造出版　一九九五
・人見一彦　阪神大震災のメンタルヘルス～子どものケアを中心に～　金原出版　一九九六
・兵庫県障害児教育諸学校長会　平成七年一月一七日五時四六分～あの一瞬を忘れないために～（阪神・淡路大震災の記録）（問い合わせ先：兵庫県障害児教育諸学校長会）　一九九五
・兵庫県臨床心理士会編　災害と心の癒し～兵庫県臨床心理士たちの大震災～　ナカニシヤ出版　一九九七
・Kessler, RC. The National Comorbidity Survey of the United States.International Review of Psychiatry, 6, 365-376, 1994.
・こころのケアセンター編　『災害とトラウマ』　みすず書房　一九九九
・小西聖子　犯罪被害者の心の傷　白水社　一九九六
・Monahon,C. Children and trauma.Published by arrangement with Lexington Books,an Imprint of Macmillan Inc, 1993.（青木薫訳　傷ついた子どもの癒し方　講談社　一九九五
・Schwarz, E. D. and Kowalsiki, J. M. Malignant memories: PTSD in children and adults after a school shooting. J. American Acad. Child Adolesc. Psychiatry, 30; 936-944, 1991.
・Shannon, M. P.,Lonigan, C. J., Finch, A. J. Jr, et al. Epidemiology of post-traumatic symptoms and symptom profiles. Journal of American Acad. Child and Adolescentpsychiatry, 33; 80-93, 1994.

【著者略歴】

久留一郎（ひさどめ　いちろう）

鹿児島大学教育学部教授、鹿児島大学教育学部附属教育実践総合センター長

1939年　鹿児島市生まれ。
1967年　名古屋大学大学院教育学研究科教育心理学専攻（修士）修了。
1967〜1974年　愛知教育大学助教授を経て鹿児島大学助教授へ（配置換え）。
1980年　鹿児島大学教育学部教授就任。
1989〜1990年　ロンドン大学精神医学研究所（王立モーズレイ病院）客員教授。
1996〜2000年　鹿児島大学教育学部附属養護学校校長。
日本臨床心理士会被害者支援専門委員、日本臨床心理士会代議員、日本ロールシャッハ学会常任理事、鹿児島県臨床心理士会会長など。

主な著書
『障害児臨床と発達援助』（共編著、協同出版）、『心理学：人間理解と援助的接近』（共著、北大路書房）、『臨床援助の心理学』（編著、北大路書房）、『学齢期の臨床心理学：第３章　学齢期の心理診断』（駿河台出版社）、『児童心理学の進歩1996年版：第２章 PTSD（心的外傷後ストレス障害）』（金子書房）、『臨床心理士によるスクールカウンセラー：スクールカウンセラーと PTSD』（至文堂）、『スクール・トラウマとその支援』（単訳著、誠信書房）、『発達心理臨床学』（単著、北大路書房、近刊）など

PTSD——ポスト・トラウマティック・カウンセリング

●———2008年７月10日　初版第３刷発行

著　者——久留一郎
発行者——井田洋二
発行所——株式会社　**駿河台出版社**
〒101-0062 東京都千代田区神田駿河台３－７
電話03(3291)1676番(代)／FAX03(3291)1675番
振替00190-3-56669
製版所——株式会社フォレスト

構成的グループ・エンカウンター
片野智治

いろいろな集中的グループ体験のことである。他者とのふれあいを通してある特定の感情、思考、行動のとらわれなどから自分自身を解放し、人間的成長を目標としているのである　本体1700円

家族療法的カウンセリング
亀口憲治

家族を単に個人の寄せ集めと考えない。むしろ複数の家族成員と同席で面接を行うことによって、互いの関係を直接確認できる。その結果、家族関係をひとつのまとまりのある「心理系」として理解する見方が定着、その見方を基にして、問題の解決へ向けた具体的な援助技法が生み出されてきた。　本体1800円

間主観カウンセリング
伊藤隆二

本書は長年臨床心理学にたずさわってきた著者が身をもって体験してきた結果得た知識を基にして、現代心理学のゆきづまりを打破すべく鋭くその欠点を批判し、その結果、新たな心理学の確立をめざそうとする意欲的な心理学書である。　本体1800円

人生福祉カウンセリング
杉本一義

カウンセラーと、クライアントは一つの出会いによって人生の道連れとなり、共に歩いてゆくのである。本書は、人間が人間として生きる上で最も重要な人間性の活性化と充足を助ける幸福援助学である。　本体1900円

ZEN心理療法
安藤治

この療法は科学的、合理的、論理的検討の潜りぬけ、もはや宗教的修行ではない、日常生活のなかに「気づき」の機会を自分にあたえることができよう。　本体1900円

自殺予防カウンセリング
藤原俊通
高橋祥友

絶望的な感情を誰かに打ち明けようとしている「孤独の魂の叫び」を受け止められれば自殺予防が可能なのです。　本体1700円

《21世紀カウンセリング叢書》
［監修］伊藤隆二・橋口英俊・春日喬・小田晋

親業《おやぎょう》トレーニング

近藤千恵
久保まゆみ　編

親業に出会うことで親子関係が客観的にとらえられるようになり、その関係についての体験学習を通してコミュニケーションスキルが高まるのです。

本体1900円

クライエント中心のカウンセリング

佐々木正宏

C・ロジャースにより提唱された理論を再検討し、それを発展させようとする。

本体1700円

自己愛性人格障害

町沢静夫

現代は自己が脆弱化している。それを防衛しようと、逆に自己は発達停止と誇大化をおし進める。

本体1700円

言語障害カウンセリング

府川昭世

言語学、心理学の知見だけでなく、言語病理学、音響学、認知科学の情報が結集。

本体1700円

生きがいカウンセリング

鶴田一郎

アウェアネス、了解、同行、変革体験と生きがいとの関係を考察。

本体1700円

気づきのホリスティック・アプローチ

中川吉晴

気づきは私たちの経験のなかに入ってゆく。ふだん抑圧されたり無視されたりした経験を明るみに出し、意識に統合する。気づきはスピリチュアルな次元まで到達する。

本体1800円